Eveline Daub-Amend

Wechseljahre

W0015303

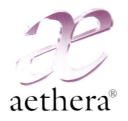

aethera®

die heilenden Kräfte im Menschen stärken,
die Bildung des eigenständigen Urteils unterstützen,
die Initiativbereitschaft von Patienten und Verbrauchern fördern.

An der Herausgabe des aethera-Programmes wirken mit:
gesundheit aktiv · anthroposophische heilkunst e.V.,
die Gesellschaft Anthroposophischer Ärzte und
die Medizinische Sektion am Goetheanum.

Über dieses Buch: Die Wechseljahre markieren einen Wendepunkt im Leben einer Frau. Oft werden die Symptome des Älterwerdens und der Verlust der biologischen Fruchtbarkeit zum Auslöser einer Lebens- und Identitätskrise. Dieser Ratgeber möchte dabei helfen, die Chancen einer grundlegenden Neuorientierung zu ergreifen.

Dr. med. Eveline Daub-Amend präsentiert das ganze Spektrum gängiger Therapieangebote für die am meisten verbreiteten Wechseljahresbeschwerden und gibt konkrete Hinweise für ihre naturgemäße Behandlung. Insbesondere aber möchte sie Frauen ab vierzig zu einem neuen und positiven Lebensgefühl verhelfen und sie ermutigen, das Eintreten der Wechseljahre als Chance zu begreifen, bei der die körperlichen und seelischen Veränderungen als Geburtswehen eines neuen und erfüllten Lebensabschnitts verstanden werden können.

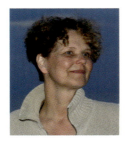

Über die Autorin: Dr. med. Eveline Daub-Amend, geb. 1948 in Niedersachsen, studierte Sprachen, Psychologie und Medizin in Marburg und Münster. Von 1981 bis 1988 als Frauenärztin im Gemeinschaftskrankenhaus Herdecke tätig. Arbeitsaufenthalte in den USA und Kanada. 1988 bis 1990 Aufbau von Frauenkliniken in Nigeria/Westafrika. Seit 1993 eigene Praxis in Witten.

Eveline Daub-Amend

Wechseljahre

Gesund und selbstbewusst
in eine neue Lebensphase

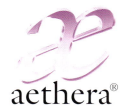

Wichtiger Hinweis: Sämtliche Angaben und Empfehlungen in diesem Buch wurden mit größter Sorgfalt überprüft und in Übereinstimmung mit dem neuesten Wissensstand erarbeitet. Bei Heilmittel- oder Therapie-Empfehlungen handelt es sich um eine subjektive Auswahl ohne Anspruch auf Vollständigkeit, in der sich die Verordnungspraxis des Autors spiegelt. Die Nennung von Handelsnamen oder Warenbezeichnungen geschieht im Rahmen der allgemeinen Pressefreiheit ohne Rücksicht auf Erzeugerinteressen; eine Werbeabsicht ist damit keinesfalls verbunden.

Angaben zu Medikamenten und therapeutischen Maßnahmen erfolgen mit der Einschränkung, dass Dosierungs- oder Anwendungshinweise durch neue Erkenntnisse in der Forschung, klinische Erfahrungen und das sich verändernde Angebot an Präparaten dem Wandel der Zeit unterworfen sein können. Da auch menschliche Irrtümer oder Druckfehler nie ganz auszuschließen sind, wird für Anwendungs- und Dosierungshinweise sowie für die Wirkung der Präparate keine Gewähr übernommen.

Jeder Benutzer wird dringend aufgefordert, die Angaben in diesem Buch anhand der Herstellerinformationen auf dem Beipackzettel auf ihre Richtigkeit zu überprüfen und die dort gegebenen Empfehlungen für die Dosierung und Kontraindikationen zu beachten. In Zweifelsfällen sollte immer ein Arzt oder ein Angehöriger der Heilberufe aufgesucht werden, insbesondere wenn die Beschwerden über mehrere Tage andauern. Die Angaben in diesem Buch sind weder dazu bestimmt noch geeignet, einen notwendigen Arztbesuch zu ersetzen. Eine Haftung von Seiten des Autors oder des Verlags für Personen-, Sach- und Vermögensschäden ist ausgeschlossen.

3., vollständig überarbeitete und erweiterte Auflage 2006
aethera im Verlag Freies Geistesleben & Urachhaus GmbH
Landhausstraße 82, 70190 Stuttgart
Internet: www.aethera.de

ISBN 10: 3-7725-5041-X
ISBN 13: 978-3-7725-5041-6

© 2006 Verlag Freies Geistesleben & Urachhaus GmbH, Stuttgart
Umschlagbild: © Getty Images, München
Umschlaggestaltung: U. Weismann
Druck: DZA Druckerei zu Altenburg, Altenburg

Inhalt

Ein Wort zuvor 9
Vorwort zur 3. Auflage 11

Wechseljahre – ein biographischer Wendepunkt 15
    Am Alten festhalten – oder neue Chancen ergreifen? 16
    Rhythmen in der Biographie 17
    Wechseljahre als Häutungsprozess 19

Wechseljahre als Abschied 23
    Der weibliche Zyklus 24
    Die Rolle der Hormone 26
    Veränderung des Zyklus während der Wechseljahre 27
    Das hormonelle Gleichgewicht kommt ins Wanken 29
    Veränderungen im Hormonhaushalt 30
    Der Verlust der Fruchtbarkeit 31
    Verhütung in den Wechseljahren 34
        Methoden der Zyklusmessung
        (Temperatur- und Schleimbeobachtung)   34
        Mechanische Verhütungsmittel   34
        Pille (Ovulationshemmer)   35
        Der Scheidenring (Nuvaring)   35
        Das Verhütungspflaster   36
        Hormonimplantat   36
        Die 3-Monats-Spritze   37
        Spirale, Intrauterinpessar (IUP)   37
        Hormonspirale   37
        Sterilisation, Eileiterdurchtrennung   38

Partnerschaft und Sexualität 39
Sich seelisch anders fühlen 41

Allgemeine Beschwerden und ihre Linderung 45
Wechseljahre sind keine Krankheit! 46
Wenn der Körper aus dem Rhythmus kommt 46
Hitzewallungen 47
Herz-Kreislauf-Beschwerden 49
Schlafstörungen 51
Blutungsstörungen 54
Gelenkschmerzen 55
Haut und Haare 57
Gewicht und Figur 60

Besondere Krankheitsneigungen 63
Osteoporose 64
Was ist Osteoporose? 64
Der gesunde Knochen 65
Wann sind Veränderungen krankhaft? 67
Ist eine Früherkennung möglich? 68
Wie lässt sich eine Osteoporose diagnostizieren? 69
Was kann zur Vorbeugung gegen Knochenschwund getan werden? 73
Die Behandlung von Osteoporose 75
Bluthochdruck, Herzinfarkt, Schlaganfall 79
Die Rolle des «Risikofaktors» Stress 83
Was kann ich zur Selbststärkung tun? 84
Vorbeugung von Herz-Kreislauf-Erkrankungen 85
Krebserkrankungen – die große Sorge beim Älterwerden 86
Was ist Krebs? 86
Brustkrebs 88
Verfahren in der Früherkennung 90
Gebärmutterkörperkrebs 95
Gebärmutterhalskrebs 95
Eierstockskrebs (Ovarialkarzinom) 97
Dickdarmkrebs 98

Myome, Polypen, Wucherungen 98
Beckenboden- und Blasenschwäche 100
   Stressinkontinenz   101
   Dranginkontinenz   102
   Kombinierte Stress- und Dranginkontinenz   102
   «… und was wird aus meinem Sexualleben?»   107
Depressionen   108

Behandlungsmöglichkeiten   113
Eigeninitiative und Selbsthilfe bei der Vorbeugung 114
Ernährung 115
Bewegung 122
Unkonventionelle Therapieansätze 124
   Homöopathische Therapie   125
   Phytotherapie   126
   Weitere Naturheilverfahren   128
   Anthroposophische Therapie   128
Hormontherapie   131
   Welche Hormonpräparate gibt es?   132
   Tabletten oder Dragees 133
   Pflaster   133
   Hormongel   134
   Hormonspray   134
   Hormoncremes und -zäpfchen   134
   Hormonspritzen   135
   Nebenwirkungen   135
   Hormontherapie, wenn alles andere nicht weiterhilft?   136
   Hitzewallungen   136
   Gelenkschmerzen   137
   Haut- und Haarprobleme   137
   Partnerschaft und Sexualität   138
   Blutungsstörungen   138
   Die häufigsten Fragen zur Hormontherapie   138

Wechseljahre als Aufbruch 143
    Vorbereitung 144
    Verwandlung 144
    Neuland 145

Anhang 147
Zubereitung von Tees und Pflanzenauszügen 148
Verzeichnis der Heilmittel und ihrer Ausgangsstoffe 149
Adressen 153
Weiterführende Literatur 155
Register 157
Quellen- und Bildnachweis 160

In diesem Ratgeber sind einzelne Bereiche zur Orientierung farblich hervorgehoben:

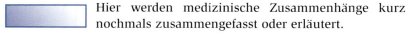

Hier werden medizinische Zusammenhänge kurz nochmals zusammengefasst oder erläutert.

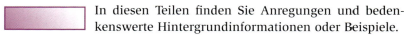

In diesen Teilen finden Sie Anregungen und bedenkenswerte Hintergrundinformationen oder Beispiele.

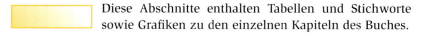

Diese Abschnitte enthalten Tabellen und Stichworte sowie Grafiken zu den einzelnen Kapiteln des Buches.

Ein Wort zuvor

Plötzlich ist das Thema Wechseljahre in aller Munde. Seit mehreren Jahren gibt es eine Fülle von Neuerscheinungen auf dem Buchmarkt – Ratgeber, wissenschaftliche Veröffentlichungen, Lehrbücher – und natürlich auch Zeitschriftenartikel und Illustriertenbeiträge. Eigentlich könnte man sich über dieses neu erwachte Interesse an der «Frau in den mittleren Jahren» freuen, führte sie doch bisher in der Öffentlichkeit eher ein Schattendasein neben jugendlicher Schönheit, Frische und Leistungskraft.

Aber es entsteht ein ungutes Gefühl. Hinter all den vielen guten und gut gemeinten Ratschlägen, wie diese Lebensphase zu meistern sei, lässt sich eine einzige Schlussfolgerung erkennen, die sich immer deutlicher durchzusetzen scheint: Die Wechseljahre und die Zeit danach sind eine Hormonmangelkrankheit und bedürfen einer Behandlung. Dank entsprechender Therapien und positiver Lebenseinstellung sehen wir in den Werbebroschüren der Pharmaindustrie die jugendlich erhaltene 50-Jährige voller Spannkraft und Unternehmungslust.

Das angebliche öffentliche Interesse an diesem Lebensabschnitt entpuppt sich dabei als ein umfassendes Therapieangebot für alle Frauen ab 45 Jahren bis zum Lebensende. Das schafft Unbehagen und Unsicherheit, denn viele Frauen fühlen sich gesund oder jedenfalls nicht therapiebedürftig. Für andere hingegen bedeutet eine entsprechende Behandlung eine unendliche Erleichterung.

Wie verhält man sich nun zu und in diesem Lebensabschnitt? Ignorieren, behandeln, aushalten oder gestalten? Darüber ist eine breite und kontroverse Diskussion entstanden, die vermutlich noch lange währen wird. Sie lässt sich nämlich nicht von der Frage nach der Bedeutung der Wechseljahre im Leben einer Frau trennen, die nicht mehr nur aus medizinischer Sicht zu klären ist: Was für einen Sinn hat dieser biologische Vorgang im Leben einer Frau?

Die Suche nach neuen Antworten, Teilantworten oder möglichen Gesichtspunkten wird die Diskussion wesentlich beeinflussen. Es ist ein Unterschied, ob man in den Wechseljahren den Verlust von Fruchtbarkeit, Eierstocksfunktion und eine damit verbundene Krankheitsneigung sieht oder die Freiheit vom Menstruationszyklus, von biologischer Fruchtbarkeit und die Möglichkeit zu neuer Persönlichkeitsentwicklung. Entweder blicken wir zurück und möchten einen vergangenen Lebensabschnitt therapeutisch-künstlich verlängern, oder wir entwickeln eine neue Perspektive auf einer veränderten biologischen Grundlage.

In diesem Hinblick ist eine breite und kontroverse Auseinandersetzung sehr zu begrüßen. Sie wird von vielen weiteren Faktoren beeinflusst: dem Frauenbild in unserer Gesellschaft, der Rolle des Älterwerdens, des Wertes und der Würde des älteren Menschen, besonders der älteren Frau, Schönheitsidealen und Ängsten vor Alter, Gebrechlichkeit und Tod.

Wechseljahre sind ein spezifisch weiblicher Vorgang, jedenfalls in ihrer besonderen biologischen Form. Und er betrifft erwachsene, reife Frauen, die über Lebenserfahrung und Urteilskraft verfügen. Deshalb sollten in der Auseinandersetzung um diese Lebensphase auch die Frauen das Wort führen. An sie wende ich mich bevorzugt mit diesem Ratgeber, der nicht nur als umfassendes Hilfsangebot bei den unterschiedlichsten Beschwerden, sondern auch als Diskussionsbeitrag verstanden werden soll. Es finden sich darin Sachinformationen, die den heutigen Stand der medizinischen Forschung widerspiegeln. Therapievorschläge aus der herkömmlichen Medizin werden durch Anregungen aus unkonventionellen Therapierichtungen ergänzt. Ferner versuche ich, Ansatzpunkte und Gedanken zum Stellenwert der Wechseljahre in der biographischen Entwicklung der Frau zu verarbeiten, die stark von der Anthroposophie Rudolf Steiners impulsiert sind.

Wie Wechseljahre in unserer Gesellschaft betrachtet und behandelt werden, ist sehr stark von den betroffenen Frauen selbst abhängig. Deshalb sind Information, Diskussion und Meinungsbildung erforderlich. Dazu möchte ich als «mittelalte» Frauenärztin in erster Linie beitragen. Gleichzeitig möchte ich aber auch jüngere Frauen neugierig machen auf diese und noch spätere Lebensphasen. Selbstverständlich sind auch Männer in der Diskussion willkommen.

Vorwort zur 3. Auflage

Seit der ersten Auflage im Jahre 1999 hat sich der Diskussionsprozess um die Wechseljahre und das Älterwerden weiter differenziert. Strömungen und Bedürfnisse, die sich in Anti-aging, Pro-aging, Wellness und Inszenierungen der Körperlichkeit ausdrücken, haben zugenommen.

Seit der Veröffentlichung der amerikanischen Studien im Zusammenhang mit der Hormontherapie in den Wechseljahren (HERS, NHS, WHI) hat sich die öffentliche Meinung von einer vorher recht unkritischen Bejahung dieser Therapiemöglichkeit zu einer differenzierten und kritischen Betrachtung gewandelt. Die offiziellen Empfehlungen sind sehr zurückhaltend geworden, und es werden die Hormone nur noch so kurz und niedrig dosiert empfohlen, wie es geht. Die Entscheidung für oder wider eine solche Therapie wird sehr stark von den betroffenen Frauen selbst abhängig gemacht.

Ein neuer Trend in der Behandlung der Wechseljahrsbeschwerden hat sich etabliert: die Verwendung von sogenannten «Phytoöstrogenen». Der Rückgang der Hormonverordnungen – ein erheblicher wirtschaftlicher Einbruch für die Pharmaindustrie – wurde durch eine Überschwemmung des Marktes mit Pflanzenöstrogenen in kürzester Zeit beantwortet.

Gleichzeitig erleben wir eine weitere problematische, gesellschaftliche Tendenz, in der spezifisch weibliche biologische Tatsachen wie die Menstruation und die damit verbundenen erlebbaren, rhythmischen Veränderungen als «krankhaft» beschrieben werden. Bei der Verhütung werden den jungen Mädchen sogenannte «Langzeitcyclen» empfohlen, bei der die Pille über mehrere Monate ohne Pause und entsprechend ohne Menstruation genommen wird. Es wird dauerhaftes Wohlbefinden ohne diese «lästige» Begleiterscheinung suggeriert. Laut angeblicher Umfragen sollen sich mindestens 40 % der jungen Mädchen durch die Menstruation im Wohlbefinden gestört fühlen.

Während also die älteren Frauen sich kritischer und individueller entscheiden, werden unsere Töchter in einer dauerhaften Medikalisierung durch Hormone manipuliert, durch die sie einen Bezug zu ihrer Weiblichkeit zu verlieren drohen.

Hier kommt uns älteren Frauen eine besondere Verantwortung im Umgang mit unserer Körperlichkeit, unserem Organismus und der Wertigkeit des Weiblichen zu.

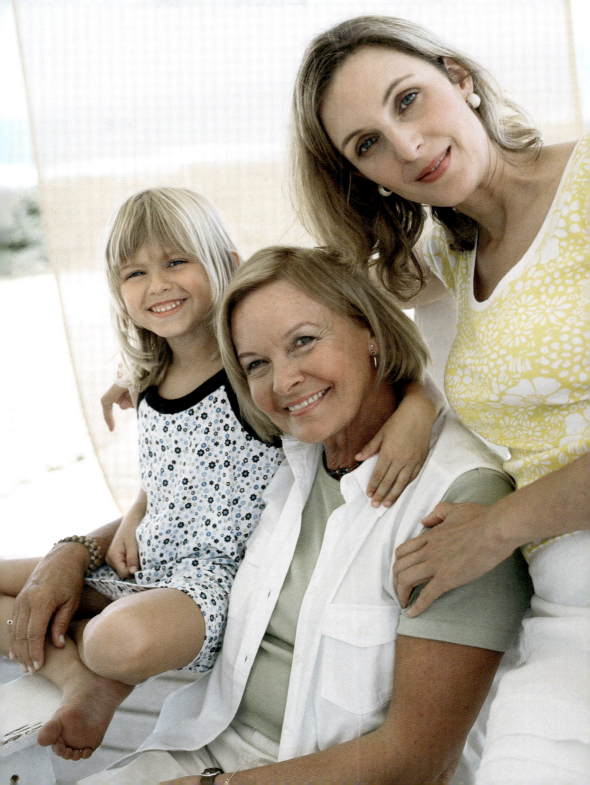

Für uns, die stets unterwegs sind
– lebenslängliche Reise,
wie zwischen Planeten –
nach einem neuen Beginn.

Hilde Domin

Wechseljahre – ein biographischer Wendepunkt

Die Wechseljahre markieren einen deutlichen Einschnitt im Lebenslauf einer jeden Frau. Der durch körperliche und seelische Veränderungen erzwungene Schritt in eine neue Lebensphase stellt uns – meist unvorbereitet – vor eine völlig neue Situation. Wir müssen lernen, damit zurecht zu kommen. Jugend, Gesundheit, Vitalität – bisher als etwas Selbstverständliches erlebt – beginnen zu schwinden, und damit oft auch ein Teil der Lebensfreude.

Jede Entwicklung bedeutet aber nicht nur Verlust, sie bringt auch Positives und Neues. Doch das tritt nicht von alleine in Erscheinung. Es begegnet uns zunächst in Form einer Möglichkeit, die wahrgenommen und verwirklicht werden will. Aus dieser Sicht können Wechseljahre wie eine zweite Geburt erscheinen, als eine Aufforderung, neue Erfahrungen zu machen, neue Fähigkeiten zu entwickeln und neue Chancen zu ergreifen.

Am Alten festhalten –
oder neue Chancen ergreifen?

Viele Lebenskrisen entstehen durch das Festhalten an einer alten, gewohnten und lieb gewonnenen Situation, aus dem Widerstand gegen unvermeidbare Veränderungen. Gerade in solchen Situationen, in denen man durch äußere Einflüsse familiärer oder beruflicher Art oder durch gesundheitliche Probleme scheinbar aus der Bahn geworfen wird, kann ein Bewusstsein für die eigene Biographie, ihre Besonderheiten und Gesetzmäßigkeiten reifen.

Haben Krisen einen Sinn?   In den mittleren Lebensjahren kann man schon auf eine ganze Reihe persönlicher Erlebnisse zurückblicken. Man hat einiges im Leben erreicht, aber nicht immer verlief alles reibungslos. Auch Krisen und Fehlschläge mussten überstanden und bewältigt werden. Im Rückblick fügt sich die Vielzahl dieser Erfahrungen zu einem Ganzen und man kann eine Art «roten Faden» oder auch mehrere «Fäden» im eigenen Lebensgang entdecken. Hinter den äußeren Ereignissen erscheinen immer deutlicher die inneren Zusammenhänge, die dem eigenen Dasein seine besondere, unverwechselbare Prägung geben. Mancher wird sich vielleicht fragen, ob nicht ein ganz anderer Mensch aus ihm geworden wäre, wenn nicht dieses oder jenes vielleicht unwillkommene Ereignis eingetreten wäre, von dem ein entscheidender Einfluss auf die Entwicklung und Reifung der eigenen Persönlichkeit ausging.

Gesetzmäßigkeiten in der eigenen Biographie   Gerade im Zusammenhang mit Lebenskrisen oder auch Krankheiten kann es aufschlussreich sein, wenn man den Zeitpunkt ihres Auftretens in einen übergeordneten Zusammenhang zu stellen versucht. Das Leben verläuft nämlich in *Rhythmen*, deren Wechsel oft mit einer Krisensituation einhergeht. Wer die Wirksamkeit solcher Gesetzmäßigkeiten in seinem Leben erkannt hat, kann bewusst an seiner eigenen Biographie arbeiten, indem er von außen gegebene Veränderungen als Herausforderung begreift, neue Wege zu beschreiten. Dadurch kann der oft schmerzhafte Prozess der innerlichen Loslösung in etwas Positives verwandelt werden.

Rhythmen in der Biographie

Körperliche Veränderungen wie Zahnwechsel, Pubertät, aber auch die Wechseljahre, die in einem ganz bestimmten Alter einsetzen, lassen solche Einschnitte im Leben erkennen, die den Beginn und das Ende bestimmter Rhythmen und Entwicklungsschritte markieren. Diese Übergänge in eine neue Lebensphase gehen durchaus nicht immer glatt und unbemerkt vonstatten, sondern sind oft von körperlichen Veränderungen und starken seelischen Turbulenzen begleitet.

Das Leben verläuft nicht kontinuierlich

Ein Ausflug in die Geschichte

Warum feiern wir eigentlich Gedenktage, runde Geburtstage und Jubiläen alle 5, 10 oder 25 Jahre? Warum haben wir solche Rhythmen zum Ritual erhoben? Spiegelt sich darin nicht ein grundlegendes Bedürfnis, Einschnitte und Wendepunkte im Leben ins Bewusstsein zu heben, sich ihrer Bedeutung zu erinnern und sie dadurch vielleicht für die Zukunft fruchtbar werden zu lassen. Ist dies vielleicht eine Art praktischer Biographiearbeit? Schon in alten Zeiten wurde versucht, Gesetzmäßigkeiten im Lebenslauf zu entdecken und die einzelnen Lebensalter zu unterscheiden. Die Griechen unterteilten den Lebenslauf in 10 Phasen zu je 7 Jahren, die Römer unterschieden 5 Phasen zwischen je 10 und 15 Jahren.

Deutlich spricht sich das Wissen von biographischen Rhythmen auch in dem Wort «Klimakterium» aus, dem medizinischen Fachbegriff für «Wechseljahre». Im Griechischen bedeutete «Klimax» Leiter oder Treppe. In römischer Zeit leitete man aus demselben Wortstamm den Begriff «climacterius» ab, was «Wendezeit» oder «Krisenzeit» bedeutet. Mit diesen möglichen Wortbedeutungen wird auf alle wesentlichen Merkmale biographischer Entwicklung hingewiesen: das Emporsteigen auf eine neue Lebensstufe und das Merkmal der Krise und Umkehr.

18   *Wechseljahre – ein biographischer Wendepunkt*

Sieben Jahre – ein markanter Rhythmus im menschlichen Leben

Im menschlichen Leben gibt es Rhythmen, die unterschiedliche Zeiträume umfassen und als Vierer-, Siebener- und Zwölferrhythmen jeweils eigene Entwicklungsgesetze repräsentieren. Für uns ist der Siebenerrhythmus von besonderer Bedeutung, weil darin der Zusammenhang zwischen biologischen Veränderungen und der Entwicklung seelisch-geistiger Kräfte am deutlichsten hervortritt. Wir erkennen dies

- am Beispiel des Zahnwechsels bei eintretender Schulreife,
- während der Pubertät beim Eintritt ins Jugendlichenalter und
- beim Abschluss des Knochenwachstums beim Eintritt ins Erwachsenenalter.

Insgesamt lassen sich 10 Entwicklungsphasen zu je 7 Jahren unterscheiden:

- 3 mal 7 Jahre für die körperlich-seelische Entwicklung,
- 3 mal 7 Jahre für die Entwicklung des eigentlichen, selbstständigen Seelenlebens,
- 3 mal 7 Jahre für die Entwicklung des Geistes.

Körperliche und seelisch-geistige Entwicklung gehen Hand in Hand

Bei einigen dieser Entwicklungsschritte treten mehr die körperlichen Veränderungen, bei anderen eher die seelisch-geistigen in den Vordergrund. Immer treten sie aber gemeinsam auf, sind miteinander verflochten oder sogar voneinander abhängig. So erklärt es sich, dass eine gestörte, gehemmte körperliche Entwicklung unter Umständen eine altersgerechte seelisch-geistige Entwicklung behindern kann.

Entwicklungsbedingte körperliche Beschwerden und Veränderungen sind somit normal und sogar notwendig, um den nächsten Entwicklungsschritt zu ermöglichen und einzuleiten. Schon Kinder wissen dies instinktiv: Sind sie nicht stolz auf ihre Zahnlücken, weil daran für jeden sichtbar wird, dass sie schon in die Schule gehen? Und in der Pubertät kämpfen die Jugendlichen mit Rundungen, Pickeln, Stimmbruch und müssen seelische Stürme überstehen, aber alles im Bewusstsein, dass es notwendige Prozesse sind und dass die Freiheiten des Erwachsenendaseins errungen werden müssen.

Wechseljahre als Häutungsprozess

Auch die Wechseljahre sind ein solcher Vorgang, bei dem sich durch körperliche Veränderungen der nächste Entwicklungsschritt ankündigt und vollzogen werden will. Das bedeutet keineswegs, dass es sich um einen leichten und schnellen Prozess handelt. Immerhin erstreckt er sich über ungefähr zwei Jahrsiebte und ist damit der längste aller Entwicklungsschritte – und häufig auch der mühevollste und schwierigste.

Etwa zwischen 42 und 49 Jahren findet die Loslösung und der Abschied von der vorangegangenen Phase der biologischen Fruchtbarkeit statt. Darauf folgt bis etwa Mitte Fünfzig die Erringung eines neuen Gleichgewichtes innerhalb des Organismus. Was von vielen Frauen als unwiderbringlicher Verlust empfunden wird, beinhaltet aber eigentlich eine neue Art von Freiheit: die Unabhängigkeit vom Fruchtbarkeitszyklus mit all seinen Beeinträchtigungen und Schwankungen im körperlichen und seelischen Wohlbefinden (siehe S. 24 ff.).

Ein neues Gleichgewicht erringen

Die Wechseljahre stellen eine Aufbruchssituation dar, eine Chance für die Entwicklung der eigenen Individualität und Persönlichkeit. Nimmt man ihren Beginn mit etwa 42 Jahren an, so ist damit eine Entwicklungsstufe erreicht, auf der die körperliche und seelische Entwicklung abgeschlossen ist oder in den Hintergrund tritt. Ein Neubeginn muss gewagt werden. Nur wenn es nicht gelingt, die persönliche Entwicklung auf geistigem Gebiet fortzusetzen, werden ausschließlich die negativen Seiten der Wechseljahre wahrgenommen: Die langsam

Die neu gewonnene Freiheit nutzen

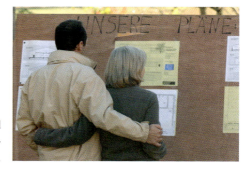

Es ist nie zu spät, gewohnte Gleise zu verlassen und die Weichen für das Leben neu zu stellen. Die Wechseljahre können dafür ein willkommener Anlass sein.

Nur nie aufgeben!

Gabriele K., heute 53 Jahre alt, kam vor vier Jahren mit ausgeprägten körperlichen und seelischen Problemen, die etwa mit dem 48. Lebensjahr begonnen hatten, in meine Praxis. Sie schlief schlecht, schwitzte stark, hatte Phasen völliger Antriebslosigkeit, wollte morgens nicht aufstehen, fand sich unattraktiv und sah überhaupt keine Perspektive mehr in ihrem Leben. Im Gespräch war zu erfahren, dass ihr Mann, mit dem sie seit über 20 Jahren verheiratet war, alkoholkrank und schon in Rente sei. Sie hätten sich praktisch nichts mehr zu sagen, sondern teilten nur noch aus finanziellen Gründen die Wohnung. Ihr Sohn war bereits in der Berufsausbildung und hatte das Elternhaus verlassen. Einen Beruf hatte sie nicht gelernt, aber in Kolleg und Abendschule in früheren Jahren das Abitur nachgeholt.

Nun sah sie sich vor das Nichts gestellt – am Ende eines schwierigen Familienlebens mit einem ihr fremd gewordenen Mann und einem Sohn, der sie nicht mehr brauchte, dazu noch ohne finanzielle Sicherheit und ohne richtigen Freundeskreis.

Nach ihrem ersten Besuch in meiner Sprechstunde hat sie sich entschlossen, psychotherapeutische Hilfe in Anspruch zu nehmen und eine Berufsausbildung nachzuholen. Dies ist ihr bei den schwierigen häuslichen Umständen und ihrer depressiven Neigung ungeheuer schwergefallen. Trotzdem hat sie sich durch die Abschlussprüfung gepaukt. Danach machte sie die Erfahrung, dass sie als Berufsanfängerin in ihrem Alter keine Anstellung mehr finden würde. Sie wollte aber nicht aufgeben, sondern machte sich als Kosmetikerin selbstständig – und sie kämpfte.

Heute hat sie mit ihrem Mann eine vernünftige finanzielle Regelung getroffen, ist unabhängig, hat einen kleinen Freundeskreis, der sie schätzt, einen Sohn, der sie bewundert, und lässt sich von niemand mehr etwas vormachen. Inzwischen plant sie eine Weiterbildung zur Ernährungsberaterin.

beginnenden körperlichen Abbauprozesse treten in den Vordergrund und das Gefühl seelischer Verarmung kann aufkommen.

Die Wechseljahre sind ein natürlicher biologischer Vorgang und eine notwendige Voraussetzung für weitere Lebensstufen. Es ist wichtig, dies auch bei der Beschäftigung mit den unangenehmen Seiten der Wechseljahre im Bewusstsein zu haben. Im Unterschied zur Pubertät, bei der man sich in der aufsteigenden Kräftephase befindet, beginnen die Wechseljahre in der abnehmenden Kräftephase des zweiten Lebensabschnitts. Deshalb werden beide «Wechsel» natürlich als grundverschieden empfunden und sind von einem völlig anderen Lebensgefühl begleitet. Wir gehen als reife Menschen, als reife Frauen in die Wechseljahre und wir bestimmen unsere nächsten Entwicklungsschritte selbst – deshalb sind heute Slogans wie «selbst-bewusst» oder «selbst-bestimmt» in die Wechseljahre völlig berechtigt.

Geistiges Jungbleiben ist keine Frage des Alters

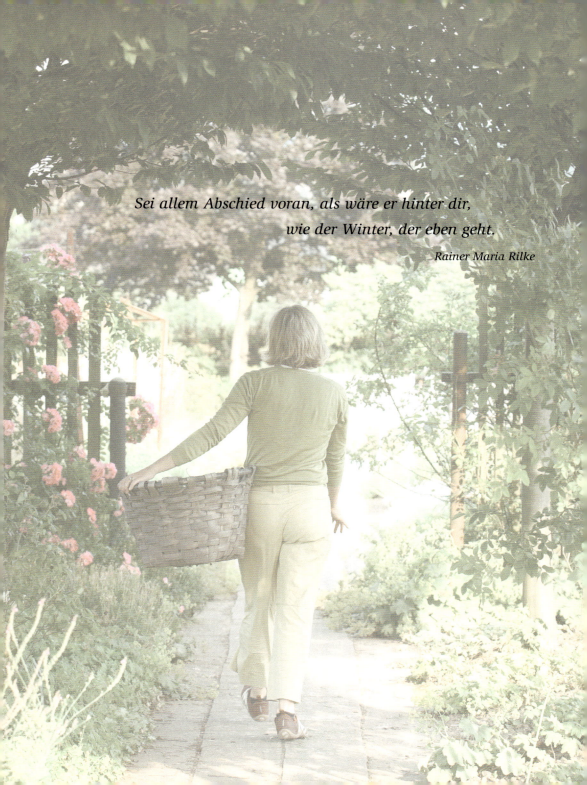

Wechseljahre als Abschied

Wechseljahre als Abschied beinhalten vieles: Abschied von der Fruchtbarkeit und der Möglichkeit, Kinder zu gebären, Abschied vom jugendlichen Aussehen, Abschied von den heranwachsenden Kindern.

«Abschied» kommt von «Abscheiden», der Trennung gemischter Substanzen in die unterschiedlichen Bestandteile, die nun alle einen höheren Reinheitsgrad aufweisen. So gesehen muss Abschied nicht unbedingt nur mit einem Verlust verbunden sein, sondern kann auch als Durchbruch zu größerer Klarheit verstanden werden – als eine Möglichkeit, mit sich selbst «ins Reine» zu kommen.

Doch welche «Abscheide»-Prozesse finden statt, die diese Veränderungen hervorrufen? Was geschieht in den Wechseljahren mit dem eigenen Körper?

Der weibliche Zyklus

Ein Mädchen wird mit Eierstöcken geboren, in denen etwa 2 Millionen Eizellen in noch unreifem Zustand angelegt sind. Während des Wachstums nehmen die Eierstöcke zwar an Größe zu, die Anzahl der Eizellen verringert sich aber auf nur noch 400 000. Mit Beginn der Pubertät, die ebenfalls eine Art von «Wechseljahren» darstellt und mit 12 bis 14 Jahren einsetzt, kommt es zu monatlichen Eisprüngen in der Mitte des Periodenzyklus und damit zur eigentlichen biologischen Fruchtbarkeit.

Unterschiedliche Zyklushälften

Die erste Hälfte eines Periodenzyklus, auch Menstruationszyklus genannt, beginnt mit dem ersten Tag der Blutung. Zugleich beginnt die Phase der Eireifung. In den Eierstöcken wird vermehrt Östrogen gebildet. Östrogen ist *das* weibliche Hormon schlechthin, das die Aufbauprozesse in der Gebärmutter wie auch im gesamten menschlichen Körper fördert. Zwischen dem 12. und 14. Tag erfolgt der Eisprung. Damit hat die zweite Zyklushäfte begonnen. Die Eizelle ist nun freigesetzt und ihre im Eierstock zurückbleibende Hülle beginnt mit der Bildung des Gelbkörperhormons Progesteron, dessen Wirkung in der zweiten Zyklushäfte dominiert.

Das Wechselspiel der Hormone – ein empfindliches Gleichgewicht

Der ganze Zyklus, der mit Beginn der nächsten Periodenblutung abgeschlossen ist, gleicht einem dynamischen Wechselspiel unterschiedlicher Hormone, die sich in ihrer Wirkung gegenseitig beeinflussen. Es ist ein äußerst komplexes und spannendes Geschehen, welches recht störanfällig ist und durch äußere Einflüsse wie Stress, Reisen und Schockwirkung empfindlich aus dem Rhythmus geraten kann.

Von der Pubertät bis zum Beginn der 40er Jahre schwingt der weibliche Organismus in diesem monatlichen (mondbezogenen) Rhythmus von etwa 28 (+ /− 5) Tagen. In Einzelfällen kann er auch zwischen 21 bis 35 Tagen schwanken.

Dieser Rhythmus wirkt sich keineswegs nur auf die typisch weiblichen Organe wie Gebärmutter, Eierstöcke und Brust aus. Der gesamte Organismus – Stoffwechsel, Blutkreislauf, Schilddrüse, Nebennieren- und Hirnanhangsdrüse sowie der Wasserhaushalt – wird durch das rhythmische Geschehen des Zyklus und der Menstruation beeinflusst. Ganz deutlich wird dies durch die Veränderung der

Der weibliche Zyklus **25**

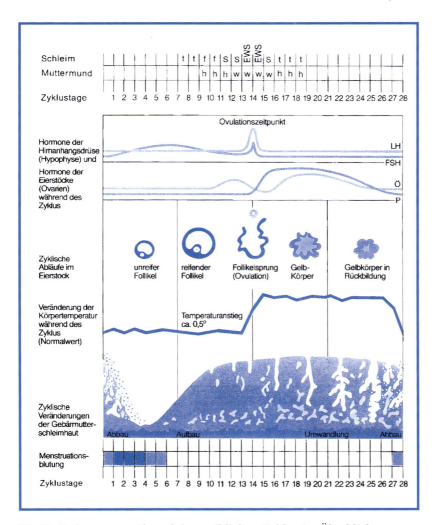

Die Veränderungen während des weiblichen Zyklus im Überblick
(Schleim: t = trocken; f = feucht; s = spinnbar; EWS = Eiweißschleim. Muttermund: h = hart; w = weich. Hormone: Ö = Östrogen; P = Progesteron)

Körpertemperatur, die nach dem Eisprung um 0,3° bis 0,5° Celsius ansteigt (siehe Abb. S. 25).

Prämenstruelles Syndrom

Bei vielen Frauen sind bestimmte Zyklusphasen von Kopfschmerzen, Wassereinlagerungen und Durchfällen begleitet. Es können auch Schwankungen in der Leistungsfähigkeit und der seelischen Grundstimmung wahrgenommen werden, die mit dem Verlauf des Zyklus zusammenhängen. Oft treten heftige Migräne oder auch depressive Zustände hinzu. Alle diese Veränderungen im Befinden beginnen sich meist 10 bis 12 Tage vor Beginn der Menstruationsblutung bemerkbar zu machen und werden unter der Bezeichnung «Prämenstruelles Syndrom» (PMS) zusammengefasst.

Die Rolle der Hormone

Hormone sind Stoffe, die vom Körper in bestimmten Drüsen produziert werden und alle lebenswichtigen Tätigkeiten des Organismus beeinflussen und regulieren, den Stoffwechsel, das Wachstum und die Fortpflanzung.

Die komplizierten «Kommandostrukturen» im menschlichen Körper

Es gibt eine Fülle verschiedener Hormone, die sich gegenseitig regulieren und steuern, jedoch an ganz verschiedenen Stellen innerhalb des Organismus gebildet werden, z.B. im Gehirn, in der Schilddrüse oder der Nebenschilddrüse, der Nebenniere, in der Bauchspeicheldrüse, in den Eierstöcken der Frau und den Hoden des Mannes. Aber auch andere Organe wie Nervenzellen, Nierengewebe, Muskelgewebe und embryonales Gewebe sind zur Hormonbildung fähig. Viele Drüsen sondern die von ihnen produzierten Hormone ins Blut ab, mit dem sie an die Zielorgane innerhalb des Körpers gebracht werden. Andere Hormone wirken direkt am Ort ihrer Enstehung oder werden über die Nervenbahnen transportiert.

Durch den Verlust einiger Drüsenorgane durch Operation – wie zum Beispiel der Nebenniere oder Hypophyse – träte der Tod ein, würden die von ihnen produzierten Hormone nicht ersetzt werden. Andere Verluste kann der Organismus selbstständig ausgleichen, z.B. die der Eierstöcke oder der Hoden.

Ein Moment zum Nachdenken

Hormone sind körpereigene Substanzen, die auf das Engste mit der inneren Wahrnehmung, der Selbstwahrnehmung des Organismus verknüpft sind. Bei Schreck oder Freude, wenn Gefühle entstehen, bei Aufregung oder Anspannung, bei der Nahrungsaufnahme, die ja auch einen Kontakt mit der Außenwelt bedeutet, bei Sinneseindrücken und ihrer Verarbeitung – überall werden Hormone als Ausdruck der Selbstwahrnehmung und Selbstabgrenzung gebildet. Sie sind lebensnotwendig. Durch sie wird eine Verbindung zwischen «Wahrnehmungsprozessen» und Körperreaktionen hergestellt. Die körperliche Entwicklung, die seelische Reife und die Fähigkeit des selbstbewussten Denkens sind immer auch mit Hormonabsonderung verbunden.

Veränderung des Zyklus während der Wechseljahre

Etwa mit Beginn der 40er Jahre fängt der relativ konstante Rhythmus des weiblichen Zyklus sich zu lockern an. Das Wesen der Wechseljahre besteht eigentlich in dieser Lockerung und Auflösung des Menstruationsrhythmus, gefolgt von einer Zeit des Chaos und der hormonellen Schwankungen, bevor sich ein neuer Rhythmus einstellt. Dieser äußert sich nicht mehr in zyklischen Menstruationen und verläuft nach außen hin unmerklich.

Häufig verkürzt sich zunächst die erste Zyklusphase sowie die Eireifung. Der Eisprung erfolgt früher oder fällt ganz aus. Dadurch tritt auch die Regelblutung eher auf; sie ist oft auch stärker und dauert länger. Es gibt keine einheitliche Form der Veränderung. Bei jeder Frau macht sich der Beginn der Wechseljahre auf individuelle Weise bemerkbar, und auch ihr weiterer Verlauf kann sich ganz unterschiedlich gestalten. Auch der Zeitpunkt ihres Eintretens schwankt zwischen Mitte dreißig und Ende vierzig. Es können deshalb nur grundsätzliche Vorgänge aufgezeigt werden, die bei jeder Frau auf andere Weise und in unterschiedlicher Intensität auftreten.

Wechseljahre sind ein individueller Vorgang

Kleines Wörterbuch

Als weibliche Geschlechtshormone bezeichnet man im Allgemeinen die *Östrogene* und die *Gestagene* (Gelbkörperhomone), die innerhalb der Eierstöcke gebildet werden, und zwar in den Eibläschen, die auch die Eizellen enthalten. Wichtig für das Verständnis von Menstruationszyklus und Wechseljahren sind auch die sogenannten Regelungshormone *LH* und *FSH*, die beide im Gehirn gebildet werden, ferner *Prolaktin*, das ebenfalls im Gehirn, im Hypophysenvorderlappen, entsteht. Eine wichtige Rolle spielen auch die «männlichen» Hormone, z.B. *Testosteron*, das sowohl in der Nebennierenrinde, im Eierstock und beim Mann in den Hoden gebildet wird.

Kleines Lexikon der Hormone

follikelstimmulierendes Hormon (FSH): Botenstoff der Hirnanhangsdrüse, der zum Zeitpunkt des Eisprungs vermehrt freigesetzt wird und die Reifung der Eizelle bewirkt.

luteinisierendes Hormon (LH, Gelbkörperreifungshormon): Botenstoff der Hirnanhangsdrüse, der den Eisprung auslöst.

Östrogene: weibliche Geschlechtshormone, die den Aufbau der Gebärmutterschleimhaut, Veränderungen der Scheidenschleimhaut und das Wachstum der Brustdrüsen bewirken. Daneben fördern sie die Zellteilung, das Knochenwachstum und prägen das typisch «weibliche» Erscheinungsbild.

Gestagen: vom Gelbkörper gebildetes Hormon, das die Umwandlung der Gebärmutterschleimhaut in der zweiten Zyklushälfte reguliert und die Wirkung der Östrogene moduliert.

Prolaktin: wirkt u.a. auf das Wachstum des Milchdrüsengewebes in der weiblichen Brust und unterhält die Milchproduktion.

Androgene: männliche Geschlechtshormone (z.B. Testosteron), die in den Eierstöcken gebildet werden und für die Zyklusabläufe wichtig sind.

Das hormonelle Gleichgewicht kommt ins Wanken

Während dieser Phase der unregelmäßigen Eisprünge bilden die Eierstöcke ganz unterschiedliche Hormonmengen, teils zu wenig oder gar kein Progesteron (Gelbkörperhormon), teils zu viel, normal viel oder zu wenig Östrogen. In der folgenden Zeit des «Chaos» ist alles möglich: Dauerblutungen, zu seltene Blutungen, unterschiedlich starke Blutungen, lange Pausen zwischen den Blutungen und auch Phasen mit völlig normalen Menstruationszyklen. Irgendwann gegen Ende der 40er Jahre hören die Eisprünge ganz auf. Ein bis zwei Jahre später findet dann die letzte Menstruationsblutung statt. Erst wenn die Regel ein Jahr lang ausgeblieben ist, kann man davon ausgehen, dass die Menstruation beendet ist und keine Regelblutungen mehr stattfinden.

Das Ende des Zyklus

Der Zeitpunkt der letzten Blutung heißt *Menopause*. In den dann folgenden Jahren gewinnt der Organismus ein neues hormonelles Gleichgewicht, das durch eine geringere Östrogenbildung bei mehr oder weniger gleich bleibender männlicher Hormonbildung gekennzeichnet ist. Wenn bei einer Frau zu viel männliche Hormone in den Eierstöcken gebildet werden, behindert das eine reguläre Eireifung. Der Eisprung bleibt eventuell aus. Ebenso beeinflusst ein zu hoher Prolactin-Wert den Eisprung. Aber auch eine Über- oder Unterfunktion der Schilddrüse kann den Periodenzyklus stören.

Ein neues hormonelles Gleichgewicht bildet sich

Im Zusammenhang mit den Wechseljahren verändert sich das Verhältnis dieser unterschiedlichen Hormone zueinander. Die im Gehirn freigesetzte Menge an Regelungshormonen steigt an, weil die Eierstöcke auf den «Regelungsreiz» weniger reagieren und stärker stimuliert werden müssen. Häufig wird auch mehr von dem Stresshormon Prolactin produziert, das die Hormonbildung in den Eierstöcken drosselt. Die männlichen Hormone (Androgene) nehmen dagegen geringfügig ab, aber nicht direkt durch das Einsetzen der Wechseljahre, sondern als allgemeine Folge des Älterwerdens.

Hormone beeinflussen sich wechselseitig

> **Weitere Fachbegriffe**
>
> *Menstruation:* monatliche Regelblutung, die etwa alle 28 Tage auftritt und durchschnittlich 4 Tage andauert, sofern keine Einnistung einer befruchteten Eizelle in die Gebärmutter stattgefunden hat. Dabei wird die Gebärmutterschleimhaut abgestoßen.
>
> *Prämenstruelles Syndrom (PMS):* regelmäßig auftretende Symptome wie Niedergeschlagenheit, Kopfschmerzen, Wassereinlagerungen und Durchfall, die dem Beginn der Menstruationsblutung vorangehen.
>
> *Klimakterium:* medizinischer Fachbegriff für die Wechseljahre der Frau.
>
> *Menopause:* Zeitpunkt der letzten Blutung und damit Ende des Zyklus. Ausgehend davon, dass die Menopause etwa ins 49. Lebensjahr fällt, werden die Jahre von 42 bis 48 häufig als *Prämenopause* und von 49 bis 56 als *Postmenopause* bezeichnet.

Veränderungen im Hormonhaushalt

Zu wenig Östrogen fördert Knochenschwund

Wie schon erwähnt, beeinflussen die Hormone alle wesentlichen Körperfunktionen, und zwar nicht isoliert, sondern in ihrem Zusammenspiel. Wie man heute weiß, spielen die Östrogene z.B. im Zusammenhang mit dem Knochenaufbau eine bedeutende Rolle. Mit abnehmender Östrogenmenge im Blut kann eine Verstärkung der knochenabbauenden Vorgänge einhergehen. Die Östrogenabnahme stellt aber nur *einen* von vielen Risikofaktoren dar, die zu einem Knochenschwund, der sogenannten Osteoporose führen können (siehe S. 64 ff.).

Herz-Kreislauf-Erkrankungen können hormonbedingt sein

Eine ähnlich negative Wirkung kann der Rückgang der Östrogene bei der Entstehung von Gefäßverkalkungen haben, die zu einer Zunahme von Herz-Kreislauf-Erkrankungen mit koronaren Herzerkrankungen (Verengung der Herzkranzgefäße), Schlaganfall und Herzinfarkt führen können. Es kann zu einem Anstieg der Blutfettwerte kommen, insbesondere zu einer Steigerung der LDL-Cholesterin-konzentration (siehe S. 79 ff.) bei Verminderung der schützenden HDL-Cholesterinmenge. Auch hier spielt – neben anderen Faktoren – die Östrogenmenge im Blut eine Rolle.

Es mehren sich auch die Hinweise, dass eine Alzheimer-Erkrankung bei Hormonbehandlung später auftritt und milder verläuft. Hier ist aber der Erkenntnisstand noch zu gering, um zu eindeutigen Schlussfolgerungen zu gelangen. Man kann davon ausgehen, dass die Zukunft noch viele weiterführende Erkenntnisse über die Rolle der Östrogene in den Wechseljahren und danach bringen wird.

Wie wir gesehen haben, spielen Hormone bei allen wesentlichen Vorgängen im Körper eine Rolle. Östrogene sind bei allen «aufbauenden» Tätigkeiten des Organismus beteiligt. Darin liegt ihre Aufgabe im weiblichen Organismus. Daraus abzuleiten, dass ihr Rückgang nach den Wechseljahren die *alleinige* Ursache verschiedenster Erkrankungen wie Osteoporose, Herzinfarkt und Alzheimer-Krankheit sei, erscheint allerdings als sehr fragwürdig. Eine solche Vereinfachung komplexer Vorgänge des Älterwerdens wäre sehr problematisch und würde dazu führen, die Einnahme von Hormonen und die Möglichkeiten der Hormontherapie unkritisch zu propagieren.

Sind Hormone die Ursache fürs Altern?

Der Verlust der Fruchtbarkeit

Die biologische Fruchtbarkeit erreicht ihren Höhepunkt zwischen 20 und 24 Jahren und sinkt danach kontinuierlich, auch wenn Eisprung und Menstruationszyklus völlig normal verlaufen.

Mit 35 Jahren ist die Empfängniswahrscheinlichkeit bereits unter 50 Prozent gesunken, mit 40 Jahren beträgt sie etwa 20 Prozent und mit 45 Jahren nur noch ein bis zwei Prozent. Diese Angaben beziehen sich auf ein Jahr Geschlechtsverkehr ohne Verhütung. Das bedeutet, dass die Wahrscheinlichkeit, schwanger zu werden, zwar deutlich sinkt, dass eine Schwangerschaft grundsätzlich aber nicht auszuschließen ist. Außerdem wird die Fruchtbarkeit nicht nur von den biologischen Faktoren, sondern natürlich auch von den persönlichen Lebensbedingungen, der Partnerschaft (harmonisch oder nicht, jün-

Ab dem 24. Lebensjahr lässt die Fruchtbarkeit nach

Wie verlässlich sind Statistiken?

Häufig lesen wir in Zeitschriften und Illustrierten von Untersuchungen, in denen beispielsweise folgende Schlussfolgerungen gezogen werden:

- 30 Prozent der Krebskrankheiten könnten durch richtige Ernährung vermieden werden;
- 2 x 100 Minuten körperliches Training pro Woche verhindert Knochenabbau;
- durch veränderte Lebensweise sinkt das Herzinfarktrisiko um 50 Prozent.

Grundsätzlich sind dies vernünftige und sinnvolle Ratschläge. Ebenso sinnvoll scheinen aber auch die häufigen Empfehlungen zur Hormontherapie zu sein, die sich auf vergleichbare Untersuchungen stützen. Ihre fragwürdige Aussagekraft wird deutlich, wenn man wie im folgenden Beispiel das Zustandekommen solcher angeblich «wissenschaftlich abgesicherter Erkenntnisse» betrachtet:

Bei einer Untersuchung werden Frauen vergleichbaren Alters in zwei Gruppen eingeteilt, je nachdem, ob sie Hormonpräparate einnehmen oder nicht. In beiden Gruppen wird nun die Häufigkeit von Brustkrebs oder Herzinfarkt über einen bestimmten Zeitraum hinweg festgestellt. Aus den Beobachtungsergebnissen formuliert man nun eine Schlussfolgerung, wobei die Einnahme von Hormonen auf die Häufigkeit von Erkrankungen bezogen wird. Andere Umstände wie Rauchen, Ernährung, Bewegung und die persönliche Situation etc. werden nicht berücksichtigt.

Solche Resultate täuschen etwas vor, was streng genommen unzulässig ist. Sie konstruieren einen unmittelbaren Zusammenhang zwischen zwei Faktoren, der bestehen *kann,* aber nicht bestehen *muss.* So wäre es zwar durchaus möglich, dass ein Herzinfarkt durch eine Hormongabe zu vermeiden ist, doch es können auch andere Gründe ausschlaggebend sein, die in einer solchen Untersuchung nicht berücksichtigt wurden. Man kann hier lediglich die Häufigkeit des Vorkommens beschreiben.

> Deshalb lassen sich mit solchen Untersuchungen keine ursächlichen Zusammenhänge beweisen.
>
> Das individuelle Risiko ist nicht von der statistischen Wahrscheinlichkeit abhängig, sondern von der jeweils individuellen Situation. Deshalb muss mit solchen Untersuchungen sehr verantwortungsbewusst umgegangen werden, da sie sonst die in Wirklichkeit sehr viel komplizierteren Zusammenhänge verfälschen.

gerer oder älterer Partner etc.) und nicht zuletzt von der seelischen Empfangsbereitschaft beeinflusst.

Unerfüllter Kinderwunsch in den Wechseljahren

Für Frauen mit einem unerfüllten oder späten Kinderwunsch wird die nachlassende Fruchtbarkeit zu einem erheblichen Problem. Ihre Lebenssituation wird nun in zunehmendem Maße von Gegebenheiten geprägt, die sich kaum in Einklang bringen lassen: Unerfüllter Kinderwunsch, keine Entscheidungsfreiheit für oder gegen Kinder mehr zu haben, die «Potenz» zu verlieren, Kinder zu bekommen und gleichzeitig die Konfrontation mit dem Älterwerden und dem Nahen der Wechseljahre.

In den Jahren biologischer Fruchtbarkeit ist das Gefühl der Potenz, der Macht und Möglichkeit, Kinder zu empfangen und zu gebären, ein wesentliches Freiheits- und Identitätsmerkmal – völlig unabhängig davon, ob man nun tatsächlich Kinder haben möchte oder nicht. Das Wegfallen der Entscheidungsmöglichkeit kann innere Konflikte auslösen und in eine Identitätskrise hineinführen, wenn bestimmte Lebensziele noch nicht erreicht wurden und nun durch äußeren Zwang und nicht durch innere Entscheidungsfreiheit korrigiert werden müssen.

Wenn die Familie komplett ist ...

Frauen mit abgeschlossener Familienplanung erleben diesen Lebensabschnitt anders. Es besteht zwar eine gewisse Unsicherheit hinsichtlich der Art der Verhütung, aber grundsätzlich kann der Verlust der Fruchtbarkeit als Erleichterung und als Möglichkeit empfunden werden, Sexualität anders und vertieft zu erleben. Es schwingt wohl etwas von Wehmut und Abschiedsstimmung mit, wenn die «biologische Uhr» abgelaufen ist. Schließlich begann man sich mit dem Einsetzen der Pubertät und der Fruchtbarkeit als «Frau» zu fühlen und das «Frau-Sein» wurde von da an natürlich mit der eigenen Fruchtbarkeit verknüpft. Aber die allermeisten Frauen sind erleichtert, wenn sie der Sorge um Verhütung, Schwangerschaft und kleine Kinder enthoben sind.

Verhütung in den Wechseljahren

Die Zeit der Fruchtbarkeit ist zu Ende, wenn ein Jahr lang keine Periodenblutung mehr eingetreten ist. Wenn die Periode unregelmäßig wird, kann durch zwei Blutuntersuchungen im Abstand von 6 Monaten die Fruchtbarkeit ermittelt werden.

Die Methoden der Schwangerschaftsverhütung in der Prämenopause (ca. 42 bis 49 Jahre), d.h. vor dem endgültigen Ausbleiben der Monatsblutungen, sind grundsätzlich die gleichen wie zuvor und müssen ganz individuell ausgewählt werden.

Methoden der Zyklusmessung (Temperatur- und Schleimbeobachtung)

Bei unregelmäßigem Zyklus nur begrenzt anwendbar

Bei den Methoden der Fruchtbarkeitswahrnehmung wird anhand unterschiedlicher Körpersignale wie Temperatur und Veränderungen des Schleims am Gebärmuttermund der Zeitraum ermittelt, in dem eine Befruchtung stattfinden kann und der Geschlechtsverkehr zu vermeiden ist. Ihre Anwendbarkeit und Zuverlässigkeit beruht auf einem regelmäßigen Zyklus mit Eisprung. Da sich diese Vorgänge gerade in der Prämenopause verändern, ist die zyklusabhängige Verhütung nur sehr begrenzt anwendbar.

Mechanische Verhütungsmittel

Eine ideale Form der Verhütung

Die Wirksamkeit mechanischer Verhütungsmittel besteht darin, dass sie ein Hindernis für die männlichen Samenzellen auf ihrem Weg zur Eizelle bilden und dadurch eine Befruchtung verhindern. Kondom, Diaphragma, Scheidenschwämme (in Deutschland nicht erhältlich), Frauenkondome (Femidom) und das Lea-Kontrazeptivum werden daher auch als Barriere-Methoden bezeichnet. Ihr Vorteil besteht darin, dass während der Wechseljahre ihre Zuverlässigkeit steigt, weil das Risiko einer Schwangerschaft bei abnehmender Fruchtbarkeit ohnehin zurückgeht.

Unter Umständen müssen verschiedene Mittel ausprobiert werden, um das angenehmste und akzeptabelste herauszufinden. Es kann vorkommen, dass mechanische Verhütungsmittel unangenehme Scheidenempfindungen hervorrufen, weil die Scheidenhaut empfindlicher und leichter irritierbar wird.

Pille (Ovulationshemmer)

Die verhütende Wirkung der Pille besteht darin, dass die in ihr enthaltenen Hormone den Eisprung verhindern (Ovulationshemmer). Frauen zwischen 35 und 44 Jahren, bei denen keine Risikofaktoren wie hoher Blutdruck, eine zurückliegende Thromboseerkrankung, akute Lebererkrankung, Diabetes mellitus, schwere Migräne oder Brustkrebs bestehen, können weiterhin eine niedrig dosierte Pille nehmen. Werden mehr als 15 bis 20 Zigaretten pro Tag geraucht, sollten ab 35 Jahren keine Ovulationshemmer mehr benutzt werden. Im Einzelfall kann die Pille auch nach 45 Jahren noch genommen werden. Ein Vorteil der Pille in diesen späten Jahren kann in der Verhinderung hormoneller Schwankungen und Probleme der frühen Wechseljahre bestehen.

Die Pille kann hormonelle Schwankungen ausgleichen

Der Scheidenring (Nuvaring)

Der Scheidenring ist ein dünner, biegsamer Gummiring mit einem Durchmesser von gut 5 cm. Aus diesem Ring werden Hormone zur Empfängnisverhütung in sehr geringer Dosierung freigesetzt. Da diese Hormone nicht eingenommen werden, sondern dem Körper über die Scheidenhaut zugeführt werden, kann die Gesamtmenge zur Verhinderung eines Eisprungs abgesenkt werden. Somit ist die Belastung für den Organismus deutlich geringer als bei der Pille. Die Empfängnisverhütung beruht ähnlich wie bei der Pille in der Hemmung des Eisprungs.

Geringere hormonelle Belastung des Organismus

Der Ring wird in die Scheide eingeführt und bleibt dort 3 Wochen liegen – in der 4. Woche wird er entfernt. Das entspricht der einwö-

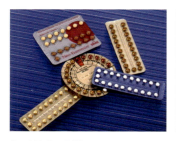 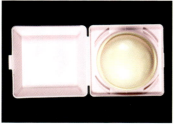 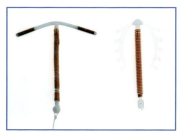

Anti-Baby-Pille   Diaphragma   Kupferspirale

chigen Pause währen der Pilleneinnahme – in dieser Woche tritt die Periode ein. Der Verhütungsring hat die gleiche hohe Sicherheit wie die Pille und wird von vielen Frauen und Mädchen als gute Alternative empfunden.

Das Verhütungspflaster

Die Hormonabgabe geschieht über die Haut

Das Pflaster ist eine dünne, hautfarbene Membran von ca. 5 x 5 cm Größe. Es wird entweder auf den Bauch, die Außenseite des Oberarms, die Flanke oder oberhalb des Schulterblattes aufgeklebt. Auch hier werden die Hormone über die Haut abgegeben und die Dosierung ist entsprechend dem Ring geringer als bei der Pille. Das Pflaster wird einmal in der Woche aufgeklebt und bleibt auf der Haut bis zum Wechsel. Baden, Duschen und Saunagänge sind kein Problem. Die 4. Woche bleibt ebenfalls pflasterfrei. Auch hier besteht der gleiche Empfängnisschutz wie bei der Pille.

Hormonimplantat

Für Frauen geeignet, die keine Östrogene einnehmen dürfen

Es handelt sich um ein biegsames Plastikstäbchen von etwa Streichholzlänge, das an der Innenseite des Oberarms unter die Haut eingelegt wird. Es enthält nur Gelbkörperhormon (Etonogestrel), das in niedriger Dosis sehr langsam freigesetzt wird und seine verhütende Wirkung über 3 Jahre beibehält. Es ist auch für Frauen geeignet, die keine Östrogene einnehmen dürfen. Die Wirkung besteht in der Hemmung des Eisprungs. Die Blutungen werden sehr schwach und zum Teil unregelmäßig. Nach dem Entfernen des Implantats setzen sehr rasch wieder Eisprünge ein, da die Dosierung sehr niedrig gehalten wird.

Die Einlage erfolgt zwischen dem 1. und 5. Tag des Zyklus. Nach einer örtlichen Betäubung wir das Implantat mit einer Spritze unter die Haut geschoben. Es kann jederzeit wieder entfernt werden. Dazu ist ebenfalls in örtlicher Betäubung ein winzig kleiner Schnitt nötig, durch den das Implantat herausgezogen werden kann.

Die 3-Monats-Spritze

Diese Verhütungsmethode ist schon viele Jahre üblich, bevorzugt bei Frauen und Mädchen mit Migräne. Alle 12 Wochen wird ein recht hoch dosiertes Gestagen (Gelbkörper)-Depotpräparat in den Muskel injiziert. Die Wirkung ist sehr zuverlässig. Die Periode bleibt in der Regel komplett aus. Es treten allerdings zu Beginn häufig Blutungsstörungen auf, die auch noch bis über 1 Jahr nach Absetzen der Spritze bestehen bleiben können. Dies Methode ist besonders bei Unverträglichkeit der Pille geeignet und wenn keine Möglichkeit einer regelmäßigen Anwendung anderer Methoden besteht.

Bei Unverträglichkeit der Pille geeignet

Spirale, Intrauterinpessar (IUP)

Die Spirale ist eine gute und sichere Verhütungsmethode in der Prämenopause. Die Liegedauer beträgt 3 bis 4 Jahre, maximal 5 Jahre. Ein möglicher Nachteil in dieser Lebensphase besteht darin, dass bei Blutungsstörungen – verlängerte und verstärkte Periodenblutungen oder Zwischenblutungen – nicht sicher ist, ob sie durch die Spirale verursacht wurden oder aber durch hormonelle Veränderungen durch die beginnenden Wechseljahre.

Gute und sichere Methode in der Prämenopause

Hormonspirale

Als eine gute Alternative für Frauen mit sehr starken, langen und auch schmerzhaften Blutungen ist das neue Intrauterinsystem anzusehen, das auch eine Art Spirale darstellt. Anstelle einer Kupferumwickelung hat es ein kleines Reservoir mit Gestagen (Gelbkörperhormon), das langsam freigesetzt wird. Dadurch wird der Schleimhautaufbau in

Die Alternative: Spirale mit Hormondepot

der Gebärmutter gehemmt und es kommt zu geringen, schmerzarmen Blutungen. Gelegentlich hören die Menstruationsblutungen völlig auf. Auch diese sogenannte «Hormonspirale» kann 5 Jahre liegen bleiben.

Sterilisation, Eileiterdurchtrennung

Die sicherste Form der Verhütung

Eine Sterilisation ist die sicherste und endgültigste Form der Schwangerschaftsverhütung. In Deutschland lassen sich etwa 6 Prozent der Frauen sterilisieren, in den USA sind es etwa 50 Prozent. Der Vorteil dieser Methode besteht in der hohen Zuverlässigkeit und darin, dass keine Beeinflussung der Eierstockfunktion und des Menstruationszyklus stattfindet. Die notwendige Durchtrennung der Eileiter erfordert jedoch einen operativen Eingriff unter Vollnarkose. Ein weiterer Nachteil kann gelegentlich auch darin bestehen, dass es zu Veränderungen bei der Durchblutung der Eierstöcke und damit zu einer Einschränkung ihrer Tätigkeit kommt. Auf jeden Fall ist die Sterilisation des Mannes ein schnellerer und leichterer Eingriff, der ambulant durchgeführt werden kann.

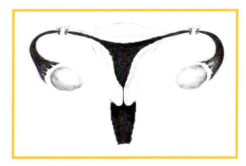

Durchtrennung der Eileiter bei Sterilisation.

In der Phase des Abschieds von ihrer biologischen Fruchtbarkeit muss jede Frau selbst entscheiden, welche Art der Verhütung sie wählt und welche ihr am angenehmsten ist. Oft wird auch der Partner stärker in die Verantwortung eingebunden, weil Frauen das Ende ihrer «Zuständigkeit» für die Verhütung genießen möchten.

Partnerschaft und Sexualität

Erotik, Lust und Begehren sind seelische Qualitäten, die sich im Bereich des Körperlichen widerspiegeln. Sie sind unabhängig vom Lebensalter und der hormonellen Situation. Sie sind aber sehr wohl abhängig von der Lebenssituation, der Partnerschaft, vom allgemeinen körperlichen Befinden, vom Grad des Ausgeruhtseins oder der Erschöpfung und vielen anderen individuellen Bedingungen.

Neue Bedürfnisse erwachen

Selbstverständlich sind die Erwartungen und Bedürfnisse im Hinblick auf Partnerschaft und Sexualität im Laufe des Lebens ständig im Wandel. Auch in den Wechseljahren verändern sie sich oder müssen sich in ihrer veränderten Form erst noch herausbilden. Bei vielen Frauen, die in ihrer neuen Situation von einer Vielzahl unbekannter Eindrücke bedrängt werden – von körperlichem Unwohlsein bis hin zu existenziellen Fragen – tritt die Sexualität in ihrer Bedeutung häufig erst einmal in den Hintergrund.

Das Bedürfnis nach Nähe kann auch für den Partner nur bei körperlicher und seelischer Ausgeglichenheit zu einer Befriedigung führen. Es ist ganz natürlich, dass sich mit dem Körperempfinden und der seelischen Entwicklung auch die Sexualität verändert. Dabei ist es völlig unerheblich, wie diese Veränderung verläuft – ob die sexuellen Bedürfnisse zunehmen oder zurückgehen, ob andere sexuelle Praktiken oder mehr Selbstbefriedigung gesucht werden oder einfach nur mehr Zärtlichkeit und Nähe zum Partner – alles ist offen und möglich. Es gibt keinerlei Norm außer der eigenen. Von vielen Frauen muss diese allerdings neu gefunden werden.

Ein verändertes Verhältnis zur Sexualität

Es ist durchaus möglich, dass sich in einer Krise der Sexualität tief gehende Probleme in der Partnerschaft oder auch Konflikte aus früherer Zeit dokumentieren – jedoch hat all das mit den Wechseljahren als körperlichem Vorgang nicht unmittelbar zu tun. Es ist viel eher so, dass viele Frauen sich von der Verbindung Sexualität und Fruchtbarkeit lösen und auch hier erst wieder einen neuen «Rhythmus» finden müssen – geprägt von individuellen Bedürfnissen und der Suche nach einer selbstbestimmten Form von sexuellem Ausdruck.

Das ist nicht immer einfach. Häufig wird ein Schwinden der Lust bemerkt und es entsteht die Angst, dass der Partner darunter leidet. Es ist aber auch das Gegenteil möglich und der Partner kann einem gesteigerten sexuellen Bedürfnis nicht nachkommen. In jedem Fall ist es nötig, sich selbst Zeit zu geben, den «Wechsel» auch in der eigenen Sexualität zu vollziehen und neugierig zu sein auf das, was kommen wird. Es besteht hier die Möglichkeit und häufig auch die Notwendigkeit, mit dem Partner neue Wege einzuschlagen und sich erneut auf die Suche nach dem anderen zu begeben.

Liebe und Lust bedürfen einer besonderen Pflege und Kultivierung, sonst verbrauchen sie sich in der Alltäglichkeit und in der Gewöhnung. Deshalb kann der Beginn eines neuen Lebensabschnitts eine besondere Chance sein.

Vorbeugung und Behandlung von Beschwerden

Hilfe bei Beschwerden

Aktive Zärtlichkeit und sexuelle Betätigung sind die beste Vorbeugung gegen vaginale Beschwerden. Zusätzlich können folgende Mittel ausprobiert werden:

- Massieren Sie mit *Weizenkeimöl* die Dammpartie und den äußeren Scheideneingang. Dadurch bleibt die Elastizität erhalten.
- *Nachtkerzenöl* zur innerlichen Anwendung gibt es in Kapselform in jedem Reformhaus (z.B. Efamol). Es wird gewöhnlich zur Behandlung von Neurodermitis empfohlen.
- *Majoran-Gel* ist als *Majorana comp. gelatum* erhältlich und wird 2- bis 3-mal pro Woche in kleinen Mengen innerhalb der Vagina und auch zum Einreiben des äußeren Scheideneingangs angewendet. Es dient zur Durchwärmung und Kräftigung der Haut, die damit widerstandsfähiger gegen Infektionen wird und elastisch bleibt.
- *Phyto Soya Vaginal Creme* kann über die Apotheke bestellt werden.
- *Hyalo femme* ist ein Gel, das Hyaloronsäure enthält. Es wird etwa jeden dritten Tag aufgetragen oder eingeführt und ist gut wirksam bei trockener Vaginalhaut, auch wenn kleine Risse aufgetreten sind.
- *Gleitcreme* und *Gleitgel* gibt es rezeptfrei in jeder Apotheke. Diese Präparate werden beim Geschlechtsverkehr benutzt, wenn die Scheidenfeuchtigkeit nicht ausreicht.

Wann brauche ich ärztliche Hilfe?

Wenn folgende Beschwerden auftreten, sollten Sie ärztlichen Rat suchen:

- Schmerzen beim sexuellen Kontakt, bei Schrunden und Blutungen.
- Wenn das Gefühl entsteht, zu eng zu sein oder ein Widerstand in der Scheide zu spüren ist.
- Bei quälendem Juckreiz am After oder Rissen, die jucken und bluten.

Bei tief gehenden Ehe- oder Partnerschaftsproblemen, die sich krisenhaft in den Wechseljahren entwickeln können, kann eine Biographieberatung, Einzel- oder Paartherapie sinnvoll sein.

Sich seelisch anders fühlen

Eine 43-jährige Frau klagt: «Ich fühle mich in letzter Zeit so erschöpft und dauernd müde. Ich bin ständig gereizt. Den Kindern und Kollegen gegenüber fühle mich schnell angegriffen und reagiere häufig mit länger andauernder depressiver Stimmung. Ich kenne mich selbst nicht mehr – das passt gar nicht zu mir.»

«Ich bin mir selber fremd!» – Eine Krise bahnt sich an

Dies ist eine häufige Situation, die die tief greifende Wandlung nach dem 42. Lebensjahr sehr gut kennzeichnet. Man wird sich selbst fremd. Der Lebensalltag, den man mit einer bestimmten Routine und Zuverlässigkeit gemeistert hat, wird einem lästig. Man fühlt sich überfordert und entwickelt Widerstand und Gereiztheit gegenüber scheinbar «normalen», alltäglichen Begebenheiten.

Es könnte einem eigentlich nicht deutlicher vor Augen geführt werden, dass eine Änderung von Lebensgewohnheiten bis ins Alltägliche hinein angesagt ist. Wir reagieren in der Regel mit Widerstand, weil eine Neuorientierung lästig und schwierig ist, weil man oft nicht genau weiß, was man eigentlich ändern soll. Deshalb strebt man zunächst die Wiederherstellung des Bisherigen an, die Beseitigung der Symptome. Das ist verständlich und natürlich auch teilweise erforderlich, weil sich die Alltags-, Berufs- und Familiensituation nicht von einem Tag auf den anderen verändert, sobald man sich unwohl fühlt.

Der Fremden in sich selbst begegnen

Aber wenn wir uns selbst und das eigene Befinden ernst nehmen und auch das Gefühl, «uns selbst nicht mehr zu kennen», haben wir bereits die Voraussetzungen geschaffen, uns in der neuen Situation zurechtzufinden. Es ist der erste Schritt, unsere Lebensgewohnheiten und unseren Umgang damit in Frage zu stellen. Wir haben auch die Möglichkeit, den Gründen nachzuspüren, warum wir uns angegriffen, aggressiv oder depressiv fühlen. Sich selbst nicht mehr zu kennen bedeutet, Eigenschaften und Seiten in sich zu entdecken, die neu sind, denen man nachgehen und die man entwickeln kann. Oft erscheint das Neue zunächst unangenehm und erzeugt Widerstände, doch ohne diese wäre schließlich die Notwendigkeit und das Bedürfnis, etwas zu verändern, erst gar nicht entstanden. Solange alles reibungslos verläuft und keine Probleme auftauchen, gibt es auch keinen Grund, Lebensgewohnheiten oder sich selbst in Frage zu stellen.

«Ich kenne mich gar nicht mehr» – dies beinhaltet auch die Frage nach sich selbst, nach der eigenen Persönlichkeit, dem eigenen Ich. Wenn wir die Gedanken über die Entwicklungsgesetze im menschlichen Lebensgang aufgreifen (siehe S. 16 ff.), so kommen wir wieder zu dem Punkt der geistigen Entwicklungsmöglichkeit, die den Abschluss der körperlichen und der seelischen Entwicklung voraussetzt. Ob und wie wir diese Fragen aufgreifen, ist eine ganz persönliche Angelegenheit. Aber unser Organismus gibt uns aufgrund der Wechseljahre und der damit verbundenen Befindlichkeitsstörungen einen kräftigen Anstoß in diese Richtung.

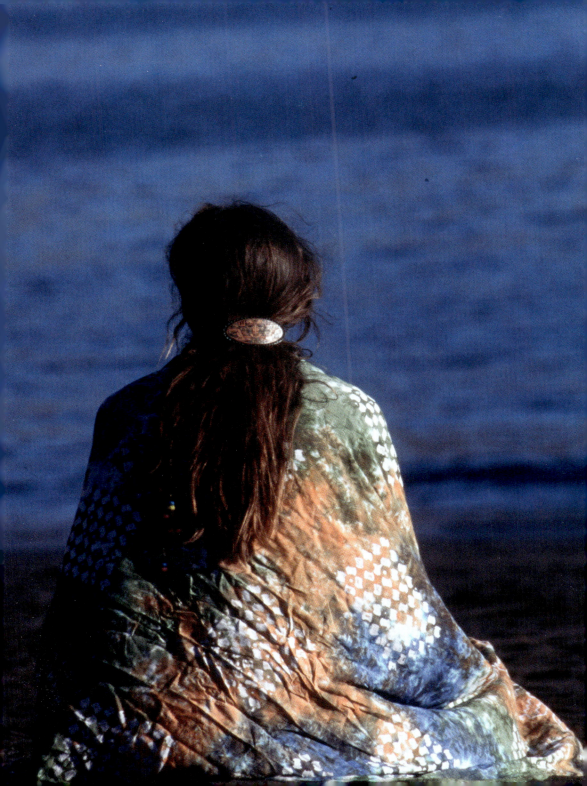

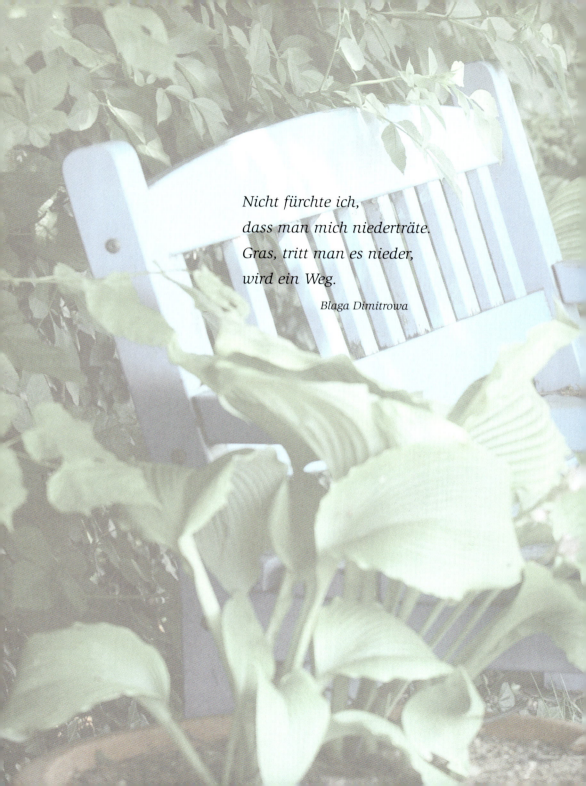

*Nicht fürchte ich,
dass man mich niederträte.
Gras, tritt man es nieder,
wird ein Weg.*

Blaga Dimitrowa

Allgemeine Beschwerden und ihre Linderung

Mit den Wechseljahren beginnt eine neue körperliche und seelisch-geistige Entwicklung, die tief in organische Prozesse eingreift. So ist es ganz natürlich, dass es vorübergehend zu einer Beeinträchtigung des Wohlbefindens kommen kann, bevor Körper und Seele ein neues Gleichgewicht gefunden haben.

Viele Frauen fühlen sich durch diese Veränderungen kaum beeinträchtigt, während andere erheblich darunter leiden. Wie Sie ihnen mit einfachen Mitteln vorbeugen und sich selbst Linderung verschaffen können und wann ärztliche Hilfe angezeigt ist, soll Ihnen das folgende Kapitel zeigen.

Wechseljahre sind keine Krankheit!

Zwischen gesund und krank gibt es keine eindeutige Grenze. Jeder zieht sie an einer anderen Stelle. Der Übergang ist fließend. Grundsätzlich haben alle Beschwerden und Symptome, die mit der rhythmischen und hormonellen Umstellung zusammenhängen, keinen Krankheitscharakter und müssen nicht zwangsläufig behandelt werden. Ob Sie sich «krank» fühlen, ist zunächst Ihre persönliche Wahrnehmung.

Bin ich wirklich krank?
Aber gerade deshalb, weil es keine festen Normen gibt, sollten Sie immer ärztliche Hilfe einholen, sobald Sie sich unsicher oder behandlungsbedürftig fühlen. Es ist immer besser, sich im Gespräch mit Ihrer Ärztin/Ihrem Arzt Klarheit zu verschaffen und das Für und Wider einer Behandlung zu erörtern. Wechseljahre und die damit verbundenen Beschwerden sind zwar etwas ganz Normales, aber sie müssen kein Martyrium sein und sollten nicht um jeden Preis ertragen werden.

Regelmäßiger Arztbesuch
Es ist sicherlich empfehlenswert, etwa alle sechs Monate die Frauenärztin/den Frauenarzt aufzusuchen, der Sie auf Ihrem individuellen Weg durch die Wechseljahre begleitet und sich durch den regelmäßigen Dialog ein Urteil darüber bilden kann, welche Maßnahmen in Ihrem speziellen Fall sinnvoll und notwendig sind. Bei einigen grundsätzlichen Problemen, auf die ausdrücklich hingewiesen wird, sollten Sie sich allerdings auch außerhalb dieser regelmäßigen Untersuchungen in ärztliche Behandlung begeben, unabhängig davon, wie lange Ihr letzter Arztbesuch zurückliegt.

Wenn der Körper aus dem Rhythmus kommt

Die Tatsache, dass der Beginn der Wechseljahre mit einem Rückgang der weiblichen Geschlechtshormone einhergeht, könnte zu dem Schluss verleiten, dass die in diesen Jahren auftretenden Beschwerden durch Hormonmangel verursacht werden. Dies ist aber nur bedingt richtig, denn die mittleren Hormonkonzentrationen bei Frauen, die unter Beschwerden leiden, unterscheiden sich nicht wesentlich von denen bei Frauen ohne Beschwerden. Der Körper ist sehr wohl in der

Lage, den Rückgang der betreffenden Hormone selbstständig auszugleichen (siehe S. 26 f.). Doch wie sind diese Störungen und Schwankungen im Wohlbefinden, die ganz offensichtlich mit der veränderten hormonellen Situation zu tun haben, sonst zu erklären?

Starke Hormon-schwankungen gehen mit Beschwerden einher

Fast alle «typischen» vegetativen Beschwerden, die keine organisch-sichtbaren Ursachen haben, kommen durch stärkere Hormonschwankungen zustande. Das *Ausmaß* der Schwankungen, vor allem beim Östrogen, ist entscheidend. Ein allmähliches Nachlassen der Hormonbildung wird vom Organismus wesentlich besser verarbeitet als ein heftiges Schwanken von Stunde zu Stunde oder von Tag zu Tag.

Die meisten der typischen Symptome treten phasenweise auf und beginnen häufig schon in den letzten beiden Jahren vor der Menopause. Meist halten sie einige Wochen an, um sich dann wieder zu beruhigen. Die Schwankungen dauern insgesamt ca. 2 bis 5 Jahre, bevor eine Anpassung erreicht ist.

Wechseljahres-beschwerden sind Rhythmus-beschwerden

Man muss zum Verständnis jener Vorgänge den Organismus als eine Einheit betrachten, in der alle Körperfunktionen und -rhythmen wechselseitig zusammenhängen. Der weibliche Zyklus beeinflusst die Körpertemperatur, den Blutdruck, die Herzfrequenz, den Schlafrhythmus und viele andere Funktionen, und umgekehrt können diese den Verlauf des Zyklus beeinflussen. Die typischen Wechseljahresbeschwerden sind deshalb immer auch «Rhythmusbeschwerden». Das Gleichgewicht geht verloren und es entsteht ein ständig wechselndes Beschwerdebild.

Hitzewallungen

«Ich muss mich nachts dreimal umziehen und auch das Laken wechseln, weil ich völlig durchgeschwitzt bin. Im Geschäft ist es mir peinlich, wenn ich vor den Kunden rot anlaufe und mir gleich darauf der Schweiß auf der Stirn steht.»

Symptome

So lautet die typische Klage einer Frau in den Wechseljahren. Hitzewallungen sind fast zu einem Synonym für das Klimakterium geworden, denn die meisten Frauen sind von ihnen mehr oder weniger betroffen. Man empfindet eine plötzlich einschießende oder aufsteigende Wärmewelle, die manchmal nur vom Nacken in den Hals und

48   *Allgemeine Beschwerden und ihre Linderung*

ins Gesicht aufsteigt, oft aber auch den ganzen Körper erfasst. Häufig wird sie von einer Hautrötung (flush) begleitet. Nach einigen Sekunden bis Minuten erfolgt eine Gegenregulation mit Schweißausbruch und anschließendem Frösteln.

Das Gehirn lässt sich täuschen

Solche Wallungen können sich bis zu zwanzigmal am Tag wiederholen. Sie sind auf starke Hormonschwankungen zurückzuführen, die die Temperaturzentrale des Gehirns irritieren. Körpersignale werden «missverstanden», dem Gehirn wird eine Überhitzung des Organismus vorgetäuscht und es werden Regulierungsprozesse ausgelöst, die für einen Temperaturausgleich notwendig und völlig normal sind, hier aber unter falschen Voraussetzungen stattfinden.

Was verschafft mir Linderung?

Nehmen Sie die Wallungen erst einmal gelassen an! Es sind im Grunde enorme Energieschübe, die der Organismus vollbringt.

Angemessene Kleidung

- Natürlich sollte die *Kleidung* entsprechend angepasst sein, etwa indem mehrere dünne Schichten übereinander getragen und bei Bedarf abgelegt werden. Naturmaterialien oder atmungsaktive Sportwäsche verhindern ein unangenehmes Auskühlen der Haut.

- Hitzewallungen treten in Zeiten körperlicher Erschöpfung und seelischer Anspannung häufiger auf. Die Ausgleichsfähigkeit des Organismus ist durch die Wechseljahre viel geringer als gewöhnlich. Auch extreme seelische Belastungen können dadurch nicht so leicht verarbeitet werden. Vielleicht können Sie kurze «Auszeiten» nehmen, die eine gewisse Erholung ermöglichen.

Auf gesunde Lebensführung achten

- Kaffee, Tee, Alkohol, Zigaretten, unregelmäßiger Schlaf und unregelmäßige Mahlzeiten strapazieren Ihren Organismus und schwächen seine ohnehin verminderten Ausgleichsmöglichkeiten. Versuchen Sie so gut es geht, Ihre Lebensgewohnheiten zu ändern.

- Die Ernährung sollte reich an *Getreide* und *pflanzlichen Ölen* sein sowie an *Wurzelgemüse* wie z.B. Karotten, Rote Beete oder Pastinaken, um eine ausreichende Zufuhr an *Vitamin E, Vitamin B6* und *B12* sowie *Selen* zu gewährleisten (siehe S. 116).

Teezubereitung

- Teezubereitungen, die *Salbei, Hafer (Avena sativa), Holunder, schwarze Johannisbeerblätter, Erdbeerblätter* und *Ginseng* einzeln oder kombiniert enthalten, wirken beruhigend und mindern die

Schweißabsonderung. *Johannisbeerblätter* und *Erdbeerblätter* enthalten zahlreiche Vitaminkomplexe; *Ginseng* entfaltet hormonähnliche Wirkungen.

- Ein gut trainierter Körper wird mit Belastungen besser fertig. Daher ist auch bei Wechseljahresbeschwerden, besonders bei Hitzewallungen, körperliche Bewegung hilfreich. Mindestens 3 x 20 Minuten pro Woche sollte eine körperliche Belastung erfolgen, die Herz und Kreislauf in Schwung bringt. Auch Wechselduschen können die Ausgleichsfähigkeit stärken.

Körperliches Training

- Nehmen Sie sich mehr Zeit für sich selbst. Ein Bad mit Meersalz, eine Meditation, Yogaübungen – es gibt viele Möglichkeiten, sich zu entspannen. Jede Frau kann ihren individuellen Weg finden und genießen, was ihr gut tut.

Wann brauche ich ärztliche Hilfe?

- Wenn Sie sich absolut unwohl und erschöpft fühlen,
- bei zu häufig unterbrochenem Schlaf mit hochgradiger Erschöpfung,
- wenn Sie häufig schwitzen, besonders nachts oder nach einer lang andauernden Erkältung,
- wenn Sie Gewicht verlieren, sich abgeschlagen und zittrig fühlen und häufig Herzklopfen auftritt.

Herz-Kreislauf-Beschwerden

Herzrasen und Schwindelgefühl treten fast ebenso häufig auf wie Hitzewallungen und haben im Prinzip die gleichen Ursachen – nämlich Rhythmusschwankungen aufgrund einer Beeinträchtigung des hormonellen Gleichgewichts. Auch Herzrhythmusstörungen und Herzstolpern sind möglich – entweder alleine oder in Kombination mit Hitzewellen. Diese sind gelegentlich von Angstzuständen begleitet. Bevor Sie diese Beschwerden als «wechseljahrsbedingt» einstufen, sollten Sie sich auf alle Fälle einer gündlichen ärztlichen Untersuchung unterziehen. (Mehr zu Herz-Kreislauf-Erkrankungen siehe S. 79 ff.)

Nicht alle Beschwerden sind Wechseljahresbeschwerden!

50   *Allgemeine Beschwerden und ihre Linderung*

> **Ein Moment zum Nachdenken**
>
> Das Herz ist in seiner Verbundenheit mit dem Blutkreislauf der Ausdruck unserer «rhythmischen Mitte». Durch die Weitergabe von Blutsauerstoff von «außen» und Blutkohlendioxid von «innen» ist es *das* Ausgleichsorgan unseres Organismus.
>
> In unserem Herzrhythmus, durch die Veränderung der Herzfrequenz, nehmen wir Ausgeglichenheit, Spannung, Ruhe, Stress und Fieber unmittelbar wahr. Es ist von daher verständlich, dass eine so tief greifende Rhythmusveränderung, wie sie sich in den Wechseljahren vollzieht, ihren Niederschlag in «Herzsensationen» (Herzklopfen, Herzstolpern) findet, wie wir sie auch nach einem Schreck, bei heftigem Ärger oder auch starker Freude erleben.

Was verschafft mir Linderung?

Eine einfache Übung zur Entspannung

- Legen Sie sich mit geschlossenen Augen eine Hand auf Ihr Herz, die andere auf den Solar plexus (etwas unterhalb des Magens). Atmen Sie einige Minuten ruhig und gleichmäßig, bis sich das Herz wieder beruhigt hat.
- Meiden Sie Genussmittel, insbesondere Kaffee und Nikotin.
- Tee aus *Weißdornblättern*, *Baldrianwurzeln* und *Ginsengwurzeln* (Zubereitung siehe S. 148).
- Bei nächtlichen Schweißausbrüchen und Herzklopfen während der Nacht verdünnten *Grapefruitsaft* am Bett bereithalten.
- *Herzgespanntinktur* (*Leonurus cardiaca)* (2 x 10 Tropfen) oder *Cardiodoron* (3 x 10 Tropfen), bei länger andauernden Herzsensationen.
- *Vitamin E* und *Magnesiumpräparate* sind frei käuflich und können sinnvoll eingesetzt werden.

Wann brauche ich ärztliche Hilfe?

- Bei ständig hohem Pulsschlag von über 100 Schlägen/min.
- Bei starken, häufigen Kopfschmerzen und Druckgefühl im Kopf.
- Bei Blutdruckschwankungen von über 150 mm Hg im oberen Wert

und über 90 mm Hg im unteren Wert. Sollten Sie zu Bluthochdruck neigen, können regelmäßige Kontrollen mit einem eigenen Messgerät sinnvoll sein.
- Bei starken akuten Oberbauchschmerzen (oberhalb des Bauchnabels) mit Übelkeit, Engegefühl oder Schmerzen in der Brust mit Ausstrahlung in den linken Arm oder ins linke Schulterblatt.
- Häufige Schwindel- und Übelkeitsattacken, Taubheit der Arme und Beine.

Schlafstörungen

Der Tag-Nacht-Rhythmus ist ein beherrschender Rhythmus innerhalb unseres Organismus. Schlafstörungen können besonders stark das Allgemeinbefinden beeinträchtigen, weil sie die körperliche und seelische Regeneration unterbrechen. Wachzustände setzen unkontrollierbare Gedankenströme in Gang, Verspannungen folgen und Panik macht sich breit, den nächsten Tag völlig erschöpft und unausgeglichen zu beginnen.

Mit dem Älterwerden sind Änderungen im Schlafrhythmus völlig normal. Häufig ist nicht das Einschlafen gestört, sondern das Durchschlafen. Hinzu kommen nächtliche Hitzewallungen, die für ein häufiges Aufwachen sorgen. Besonders unangenehm wirkt sich auch der unruhige Schlaf am Morgen aus, der auf Hormonschwankungen zurückzuführen ist und ein Gefühl des Unausgeschlafenseins und der Erschöpfung hinterlässt.

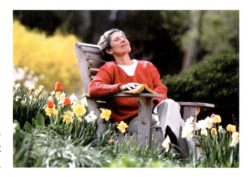

Gönnen Sie sich «Auszeiten». Eine Nische im Alltag sollte immer dafür reserviert sein, den eigenen Bedürfnissen nachzugehen.

Anpassung an äußere Bedingungen

In der Angst, die uns in einer schlaflosen Nacht bisweilen überfällt, sich entkräftet durch den nächsten Tag schleppen zu müssen und den bevorstehenden Anforderungen und Belastungen nicht gewachsen zu sein, zeigt sich besonders deutlich, wie wenig unsere gesellschaftliche Situation, Familie, Beruf und die damit verbundenen Verpflichtungen mit unseren körperlichen Bedürfnissen und unserer Lebensweise übereinstimmen.

Wir müssen versuchen, die äußeren Bedingungen zu verändern, wenn sie unseren Organismus und unsere Kraft belasten oder überfordern. Je mehr es uns gelingt, uns von den Zwängen der täglichen Routine zu befreien, die im mittleren Alter oft zu festen und sinnlosen Ritualen erstarrt ist, desto eher weichen auch der innere Druck und die Panik, die uns am Einschlafen hindern. Selbst eine halbwache und dennoch entspannte Zeit des Nachts müsste dann auch nicht mehr als Katastrophe empfunden werden.

Wie können Sie zur Ruhe kommen?

Bringen Sie sich in eine bequeme Lage (am besten Rückenlage) und achten Sie darauf, dass alle Muskeln entspannt sind. Entwerfen Sie nun ein «Lieblingsbild», in das Sie sich seelisch hineinbegeben. Stellen Sie sich z.B. vor, Sie liegen am Meer und hören nichts als das ruhige An- und Abrollen der Meeresdünung oder das Rauschen eines Waldes. Begeben Sie sich so intensiv wie möglich in diese Vorstellung hinein, bis Sie mit dem Rhythmus des Meeresrauschens mitschwingen.

Wenn Sie eine regelmäßige Meditation nicht gewöhnt sind, kann es auch hilfreich sein, in einer entspannten Rückenlage ein kurzes Gedicht oder einen kurzen Text innerlich vor die Seele zu stellen, ihn langsam und Wort für Wort innerlich vorzusprechen. Dabei ist es wichtig, keine Gedankenflucht zuzulassen (beispielsweise über den Einkaufszettel für den nächsten Tag nachzudenken). Diese Übung ist hilfreich, des praktisch unvermeidlichen Gedankenstromes bei einem nächtlichen Wachliegen Herr zu werden.

Schlafstörungen 53

Wer schon lange vor den Wechseljahren an Schlaflosigkeit gelitten hat oder auch im Zusamenhang mit einer depressiven Erkrankung daran leidet, sollte unbedingt ärztliche Hilfe in Anspruch nehmen.

Es gibt eine ganze Reihe von Erkrankungen, besonders solche der Verdauungsorgane, die zu einem gestörten Schlaf führen können. In jedem Fall ist vom schnellen Griff zur Schlaftablette abzuraten, denn eine Gewöhnung an diese Mittel tritt schnell ein und der eigentliche Schlafrhythmus wird durch sie empfindlich gestört. Zugleich wird mit zunehmender Einnahmedauer eine Entwöhnung immer schwieriger. Schlaftabletten sollten grundsätzlich nur in enger Absprache mit dem Arzt eingenommen werden.

Was verschafft mir Linderung?

- Entwickeln Sie ein «Schlafritual», indem Sie den Tag auf Ihre Weise ruhig ausklingen lassen. Was Ihnen am meisten Entspannung bringt, sollten Sie sich zur allabendlichen Gewohnheit werden lassen. Das kann auch ein kurzer Spaziergang an der frischen Luft sein. Schwierige Diskussionen oder ein Fernsehthriller sind keine guten Voraussetzungen für einen erholsamen Schlaf. Sie führen zu einer starken seelischen Aktivität und liefern Eindrücke, die nachts erst einmal verarbeitet werden müssen. *Lassen Sie den Tag ruhig ausklingen*

- Die letzte Mahlzeit sollte mindestens zwei Stunden zurückliegen. Essen Sie bei Verdauungsproblemen nach 18 Uhr keine Rohkost mehr. Gärungsprozesse im Darm könnten die nächtliche Ruhe stören. *Die richtige Mahlzeit am Abend*

- Der Genuss von Kaffee und Tee sollte eingeschränkt werden.

- Entspannungsübungen und Meditation (siehe nebenstehendes Beispiel).

- Ein warmes Getränk vor dem Zubettgehen kann Wunder wirken. Die gute alte *Milch mit Honig* regt den Körper zur Bildung von Melatonin an, das schlaffördernd wirkt. *Ein natürlicher Schlummertrunk am Abend*

- Schlaftees mit *Hopfen*, *Baldrianwurzel*, *Melisse*, *Lavendel* und *Johanniskraut*.

- *Grüner Hafer* als Auszug ist hilfreich, ebenso ein kleines *Lavendel*- oder *Haferkissen* im Bett. Bei Durchschlafstörungen *Avena sativa comp. Globuli* (20 Kügelchen zur Nacht).

54 *Allgemeine Beschwerden und ihre Linderung*

- Bei Einschlafstörungen *Magnesit D6 Trit.* (vor dem Abendessen und vor dem Schlafengehen je eine Messerspitze einnehmen) oder *Veronica officinalis D1* (abends 10 Tropfen vor dem Schlafengehen).

Blutungsstörungen

Unregelmäßigkeiten der Periode leiten gewöhnlich den sichtbaren Beginn der Wechseljahre ein. Jede Form der Abweichung vom normalen Zyklus ist möglich: Zu kurze und zu lange Abstände zwischen den Blutungen, Zwischenblutungen, starke und schwache, lang andauernde oder kurze Blutungen. Die Ursachen dafür liegen im Ausbleiben des Eisprungs und der unregelmäßigen Bildung von Östrogen und Gestagen (siehe S. 29 ff.).

Blutungsstörungen markieren den Beginn der Wechseljahre

Prä- und perimenopausale Blutungsstörungen gehören zu den üblichen Begleiterscheinungen der Wechseljahre. Meist bleiben die Blutungen erst nach mehreren Jahren der Unregelmäßigkeit vollständig aus. Ihr plötzliches Ende ohne eine Übergangszeit kommt nur in den seltensten Fällen vor. Es ist wichtig, dass Sie beim Auftreten von Unregelmäßigkeiten etwa alle sechs Monate Ihre Frauenärztin/Ihren Frauenarzt aufsuchen, weil sich auch krankhafte Veränderungen der Gebärmutter und der Eierstöcke häufig nur in Blutungsstörungen bemerkbar machen. Dies sollte kein Grund zur Sorge sein, denn es bleibt die Ausnahme.

Bei Fragen zur Verhütung in dieser Zeit siehe S. 34 ff.

Was verschafft mir Linderung?

Führen Sie Statistik!

- Eine sorgfältige Aufzeichnung, wann und wie lange die Blutung erfolgt, ist für Sie selbst ebenso wichtig wie für Ihre Ärztin/Ihren Arzt. Auch in der Unregelmäßigkeit lassen sich häufig bestimmte Rhythmen erkennen.

Schonen Sie Ihre Kräfte!

- Überanstrengung und Erschöpfung fördern eine zu starke Blutung. Wenn möglich, reduzieren Sie Belastungen während der Menstruation, besonders wenn Sie oft und stark bluten und eine Tendenz zum Eisenmangel besteht oder entwickelt wird. Eisenmangel und Blutarmut treten in diesen Jahren häufig auf und

tragen zur allgemeinen Leistungsminderung bei. *Löwenzahn* und *Brennnessel* sind ausgezeichnete pflanzliche Eisenlieferanten.
- Tees und Auszüge aus *Erdbeerblättern*, *Frauenmantel*, *Hirtentäschel* und *Hamamelis* wirken blutstillend. *Mönchspfeffer*-Tinktur und Kapseln (frei verkäuflich) sind sehr hilfreich bei Blutungsstörungen und Unregelmäßigkeiten des Zyklus.
- Reduzieren Sie bei Ihrer Ernährung tierische Fette und nehmen Sie dafür täglich einen Teelöffel frisches *Weizenkeimöl* pur oder als Essensbeigabe zu sich.

Wann brauche ich ärztliche Hilfe?

- Bei starker Erschöpfung, Antriebsarmut oder bei Depressionen,
- bei sehr starken und langen Blutungen, die länger als 8 Tage andauern,
- wenn bei Blutungen große und ungewöhnliche Klumpen ausgeschieden werden,
- wenn es beim sexuellen Verkehr zu Blutungen kommt,
- bei Darm- oder Blasenblutungen,
- bei Blutungen, nachdem die Periode über ein Jahr ausgeblieben ist.

Gelenkschmerzen

Schmerzende Fingergelenke, wechselnde Beschwerden an Schulter-, Knie- und Ellenbogengelenken lassen viele Frauen zu Beginn der Wechseljahre an Rheuma denken. Natürlich ist diese Möglichkeit nie ganz auszuschließen. Aber gerade das wechselhafte Auftreten der Schmerzen in ganz unterschiedlichen Gelenken ist typisch für das Klimakterium. Im Zweifelsfall sollten Sie immer Ihre Ärztin / Ihren Arzt befragen, um sich über die wirkliche Ursache der Beschwerden Klarheit zu verschaffen.

Angst vor Rheuma ist meist unbegründet

Die genauen Zusammenhänge von Gelenkschmerzen und Wechseljahren sind bisher noch ungeklärt. Aber auch hier scheint die Ursache in den Hormonschwankungen zu liegen. Durch das Absinken des Ös-

56 Allgemeine Beschwerden und ihre Linderung

trogengehalts wird von den Gelenkhäuten im Inneren des Gelenkes weniger Flüssigkeit gebildet. Zusätzlich werden zwei Stoffe vermehrt freigesetzt – Interleukin I und Interleukin VI –, die entzündungsähnliche Symptome hervorrufen können.

Phasenweise auftretende Gelenkschmerzen sind typisch für die Wechseljahre

Normalerweise treten Gelenkschmerzen phasenweise auf und verschwinden im Verlauf der Wechseljahre wieder. Keinesfalls sind sie aber als Hinweis auf Osteoporose zu deuten (siehe S. 64 ff.), die lange Zeit ohne erkennbare Symptome verläuft. Schmerzen an der Wirbelsäule, Schulter-Nacken-Probleme, Hüftbeschwerden oder geschwollene, gerötete Gelenke weisen meist auf Erkrankungen hin, die mit den Wechseljahren in keinem direkten Zusammenhang stehen.

Was verschafft mir Linderung?

Gesunde und aktive Lebensführung verbessert die «Beweglichkeit»

- Regelmäßige Bewegung wird in den Wechseljahren immer notwendiger – für verschiedenste Beschwerden und zur Vorbeugung von Knochenschwund und Gewichtszunahme.
- Schwimmen sowie Solebäder sind zu empfehlen, sofern keine Kreislaufbeschwerden bestehen.
- Einreibungen mit *Arnika*-Massageöl oder *Johanniskrautöl*.
- *Ingwerbäder* wirken lindernd bei akuten Gelenkschmerzen (über die Zubereitung von Kräuterauszügen und Bädern siehe S. 148).
- *Birkenblätter*-Tee hat sowohl lindernde als auch vorbeugende Wirkung.
- Sie sollten mit der Ernährung experimentieren! Verzichten Sie etwa sechs Wochen auf jeweils eine der folgenden Nahrungsgruppen bei Ihrer Ernährung: Industriezucker, Nachtschattengewächse (z.B. Kartoffeln, Tomaten, Auberginen), Zitrusfrüchte, Milchprodukte, tierische Fette, Alkohol.
- *Heileurythmie* (siehe S. 129) bewirkt eine Rhythmisierung und Harmonisierung im Bewegungsablauf. Kreative Bewegungsformen, z.B. Taiji, Qi Gong oder Tanztherapie, sind eine ausgezeichnete Unterstützung für schmerzende Bewegungsabläufe. Auch andere Ansätz wie Yoga, Feldenkrais-Methode oder konzentrative Bewegungstherapie können ausprobiert werden.

Wann brauche ich ärztliche Hilfe?

- Bei starken Schmerzen mit eingeschränkter Bewegungsfähigkeit,
- bei roten, heißen und geschwollenen Gelenken,
- bei Knotenbildungen und Verformungen an den Finger- oder Fußgelenken.

Haut und Haare

Hautveränderungen als sichtbare Zeichen des Älterwerdens berühren bei vielen Frauen einen besonders sensiblen Punkt – verwandeln sie doch das äußere Erscheinungsbild, besonders das Gesicht, durch zunehmende Faltenbildung und dünner werdendes Haar. Trotz aller Mühe, die heute mit Hilfe von Kosmetik oder chirurgischen Maßnahmen auf den Erhalt eines jugendlichen Aussehens verwendet wird, lassen sie sich nur schwer verbergen. Hier ist eine besonders selbstbewusste und kritische Selbstwahrnehmung notwendig, um zwischen normal, belastend und krankhaft zu unterscheiden (siehe S. 46).

Wenn Sie sich in Ihrer Haut nicht mehr wohlfühlen

Ganz besonders wichtig ist es, darüber mit sich ins Reine zu kommen, warum wir eigentlich jünger aussehen wollen oder sollen, als wir es wirklich sind. Welches innere Bild machen wir uns von unserem Aussehen im Alter, welches Schönheitsideal haben wir von einer Frau ab vierzig?

Mit zunehmendem Alter verliert die Haut einen Teil ihrer Fähigkeit, Flüssigkeit zu speichern, und wird trockener. Ebenso vermindert sich ihr Gehalt an elastischen Substanzen im Unterhautgewebe (Kollagen), wodurch sie an Elastizität verliert. Im Bereich des Kopfhaares werden die Haarbälge kleiner und nehmen in ihrer Zahl ab. Dadurch werden die Haare dünner und ein diffuser Haarausfall kann auftreten. Auch Scham- und Achselhaare, die dem Einfluss der männlichen Hormone (Androgene) unterliegen, können dünner werden oder nicht mehr nachwachsen. Gleichzeitig kommt es bei manchen Frauen zu verstärktem Haarwuchs auf der Oberlippe sowie an Armen und Beinen. Gelegentlich wird die Haut unreiner.

Ursachen für die Hautveränderungen

Diese Veränderungen sind allgemeiner Art und in ihrem Ausmaß vor allem vom genetisch festgelegten Haut- und Haartyp abhängig.

58 *Allgemeine Beschwerden und ihre Linderung*

Ein Moment zum Nachdenken

«Schönheit ist innere Haltung, Energie, Beweglichkeit, Aktivität, Selbstbewusstsein, Esprit, Regsamkeit, Klugheit, Lebenserfahrung, Heiterkeit und Gelassenheit … Schönheit ist Ausstrahlung. Ausstrahlung ist ein Zeichen des Mit-sich-selbst-Übereinstimmens, des In-sich-Ruhens, des Aus-sich-selbst-Herausleuchtens. Dass all dies wachsen muss und sich erst in der Lebensmitte zu einem Ganzen – einer Persönlichkeit – verbinden kann, ist nahe liegend.» (Aus: Sylvia Schneider, *Wechseljahre. Die andere Fruchtbarkeit*, S. 71.)

Es besteht aber kein Zweifel, dass Hormone – sowohl Östrogene, Gestagene und Androgene – die Art und Weise der altersbedingten Haut- und Haarveränderungen mitbestimmen. Wenn sich das Verhältnis von Östrogenen und Androgenen zugunsten letzterer verschiebt, tritt am ehesten eine unreine Haut sowie stärkere Oberlippenbehaarung auf.

Während der Wechseljahre vermindern sich die Östrogene ohnehin, aber auch die männlichen Hormone, die in den Eierstöcken gebildet werden, nehmen ab. Ihr Rückgang kann ebenfalls genetisch bedingt sein, er tritt aber besonders häufig nach operativer Entfernung der Eierstöcke oder nach einer Chemotherapie auf. Das Kopfhaar vermindert sich dabei ebenso wie die Achsel- und Schambehaarung.

Obwohl Hautbeschaffenheit und Haarwuchs von den Hormonen beeinflusst werden, wird ihre Rolle bei normalen, altersbedingten Veränderungen gerne überschätzt. Es ist keineswegs so, dass bei Frauen, die regelmäßig Hormone einnehmen, das Haar immer voll und die Haut immer jugendlich glatt bleibt.

Trockenheit der Schleimhäute Im Bereich der Schleimhäute können dadurch Probleme entstehen, dass sie weniger Wasser speichern und trockener werden. Betroffen sind die Bindehaut der Augen, die Mundschleimhaut, die Häute der Scheide und der Harnröhre. Oft hat dies überhaupt keine oder nur leichte Beschwerden zur Folge. 20 Prozent der Frauen klagen jedoch über Augenbrennen, trockenen Mund, Schmerzen während des Geschlechtsverkehrs oder häufigen Harndrang.

Leider haben solche Beeinträchtigungen des Wohlbefindens nur bei einem Teil der davon betroffenen Frauen vorübergehenden Charakter und können z.B. als permanenter Juckreiz im Bereich der Schamlippen oder des Schamhaarbereiches außerordentlich quälend sein. Völlig abzulehnen sind in diesem Zusammenhang jedoch Begriffe wie senil, atrophisch, Schrumpfung, schlaff etc. Wir müssen dafür sorgen, dass das Älterwerden auch sprachlich eine respektvolle Dimension behält.

Was trägt zur Linderung von Beschwerden und zum Wohlfühlen bei?

- Das Einfachste und Wichtigste zuerst: Sorgen Sie für ausreichende Flüssigkeitszufuhr, mindestens 2 Liter täglich. Am besten Mineralwasser, keinen Kaffee oder schwarzen Tee, keine zuckerhaltigen Getränke,

Trinken Sie reichlich!

- viel Bewegung an der frischen Luft fördert die Blutzirkulation in der Haut und damit ihre Regeneration,
- Sitzbäder in einem Extrakt aus *Beinwellwurzeln* oder *Brennnesselblättern* (jeweils ½ l Extrakt auf ein Sitzbad),
- *Calendulasalbe, Beinwellsalbe* sowie *Majoran-Vaginalgel* (*Majorana comp. Vaginal-Gel*) bei trockener und juckender Scheide (nicht bei Infektionen). Auch *Milchsäure-Vaginalzäpfchen* (rezeptfrei erhältlich) sind hilfreich, ebenso regelmäßige Einreibungen und Massage des Vaginaleingangs mit *Weizenkeimöl* oder *Kupfersalbe (0,4 %)*,
- Nahrung mit reichlich *Vitamin E* und *Vitamin H* (siehe S. 116),
- Vitamin H-Präparate zur Haar- und Nagelkräftigung sind rezeptfrei in der Apotheke erhältlich,
- *Beckenbodenübungen* sind nicht nur bei Gebärmuttersenkung zu empfehlen (vgl. S. 103 ff.), sondern helfen auch bei trockener und empfindlicher Scheide,
- *östrogenhaltiges Haarwasser* (muss vom Hautarzt verschrieben werden).

Wann brauche ich ärztliche Hilfe?

- Bei extremem, lang anhaltendem Haarausfall mit Bildung von Stirnglatze oder sogenannten «Geheimratsecken»,

- bei ungewöhnlichen Knoten oder Verhärtungen in der Haut, die nicht wie entzündete Haarbälge oder Mitesser aussehen,
- bei starker Vermehrung von Leberflecken, Warzen oder sonstigen Hautverfärbungen,
- bei häufigem Brennen beim Wasserlassen, ständigem Harndrang und unkontrolliertem Harnabgang.

Gewicht und Figur

«Warum nehme ich ständig zu, obwohl ich so esse wie immer. Und selbst wenn ich Diät halte, verliere ich meine Pfunde nicht!» In diesen Hilferuf könnten mehr als die Hälfte aller Frauen in den Wechseljahren einstimmen, die von Gewichtsproblemen betroffen sind.

Die Pölsterchen können auch ihre Vorteile haben

Zwischen dem 45. und 55. Lebensjahr ist mit einer Gewichtszunahme von ca. 5 kg zu rechnen. In unserer Gesellschaft, in der Schlanksein zum Schönheitsideal schlechthin erhoben wurde, ist es schwierig, ein paar Extrapfunde zu akzeptieren. Dabei haben sie in den Wechseljahren durchaus ihren Sinn. Das Fettgewebe ist in der Lage, ein bestimmtes Östrogen zu bilden und damit das Absinken der in den Eierstöcken produzierten Östrogenmenge abzumildern. Sehr schlanke Frauen leiden deshalb häufiger unter klimakterischen Beschwerden und haben ein höheres Osteoporoserisiko.

Mit der Gewichtszunahme in den Wechseljahren gehen häufig auch Veränderungen der Körperform einher. Es ist von der ererbten Konstitution abhängig, ob man an Bauch, Po und Hüften zunimmt oder eher am Oberkörper und Oberbauch. Im letztgenannten Fall besteht die Neigung zu Bluthochdruck und Diabetes mellitus (Zuckerkrankheit).

Vermeiden Sie Übergewicht durch eine gesündere Ernährung

Der älter werdende Organismus benötigt grundsätzlich weniger Nahrungsenergie. Wenn Sie sich weiter ernähren wie bisher, werden Sie also zwangsläufig zunehmen. Es sollten ca. 500 Kilokalorien in der täglichen Nahrung reduziert werden, um das Gewicht zu halten. Sofern Sie nicht ständig unter Hunger leiden möchten, ist es keine Lösung, einfach weniger zu essen. Bei einer Änderung Ihrer Essgewohnheiten sollten Sie vor allem auf die richtige Ernährung und nicht so sehr auf die Nahrungsmenge achten (siehe S. 115 ff.).

> **Einsparen von Kalorien**
>
> Hier einige Beispiele, wie Sie durch Weglassen ca. 500 kcal pro Tag einsparen können:
> - 100 g Butterkekse
> - ein Stück Torte mit Sahne
> - eine Scheibe Brot mit Butter und Salami
> - 100 g Spaghetti mit Tomatensoße (kleine Portion)
> - eine Portion Pommes frites mit Majonaise

Besonders dann, wenn die Gewichtszunahme in den Wechseljahren zu Übergewicht führt, sollten Sie ihre Ernährung umstellen – sonst erhöhen sich altersbedingte Gesundheitsrisiken wie Herzinfarkt, Bluthochdruck und Zuckerkrankheit. Ausreichende, sinnvolle körperliche Bewegung und körperliches Training werden immer wichtiger – gerade im Zusammenhang mit dem Gewicht, der Figur und den Knochen.

Das Wichtigste beim Thema Gewicht und Figur ist jedoch das Idealbild, mit dem wir unser eigenes Aussehen in Übereinstimmung bringen möchten. Je älter wir werden, desto unabhängiger sollten wir von konventionellen Vorstellungen sein und desto weniger sollten wir fremden Vorbildern oder Trends nachzueifern versuchen. Entscheidend ist, wie man Schönheit, Gesundheit, Leistungskraft und Ausgeglichenheit selbst erlebt – dafür ist nur das eigene Urteil maßgebend.

Wir sollten keinen äußeren Zwängen erliegen

Wann brauche ich ärztliche Hilfe?

- Bei starker Zu- oder Abnahme des Körpergewichts, die nicht durch das Essen erklärbar erscheint,
- bei Schwellungen oder Wassereinlagerungen an Augenlidern oder Unterschenkeln.

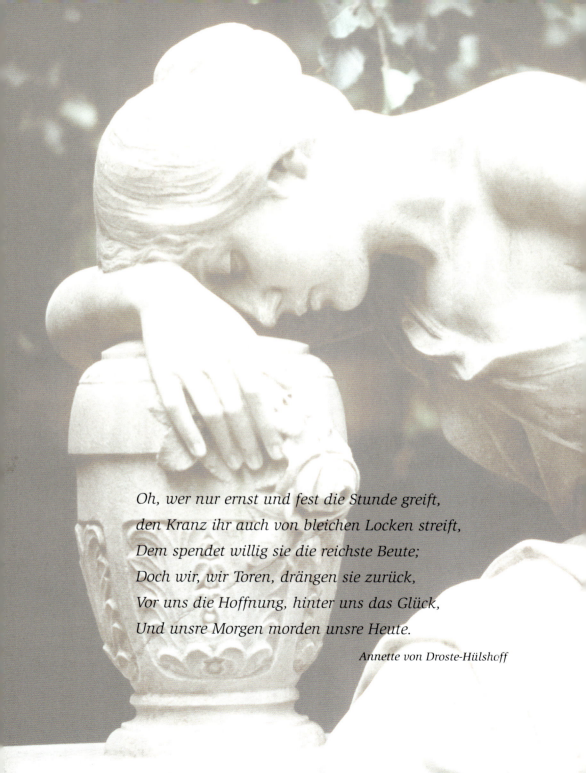

Oh, wer nur ernst und fest die Stunde greift,
den Kranz ihr auch von bleichen Locken streift,
Dem spendet willig sie die reichste Beute;
Doch wir, wir Toren, drängen sie zurück,
Vor uns die Hoffnung, hinter uns das Glück,
Und unsre Morgen morden unsre Heute.

Annette von Droste-Hülshoff

Besondere Krankheitsneigungen

In den letzten Jahren wird im Zusammenhang mit der viel diskutierten Hormontherapie einigen Krankheiten gezielte Aufmerksamkeit gewidmet. Sie treten nach den Wechseljahren häufiger auf als bei jüngeren Frauen und sind daher im Hinblick auf Gesundheitsvorsorge und Früherkennung besonders wichtig.

In diesem Kapitel soll aufgezeigt werden, in welchem Zusammenhang Osteoporose, Herz-Kreislauf-Erkrankungen, Beckenboden- und Blasenschwäche und Depressionen mit den Veränderungen während der Wechseljahre stehen und welche Maßnahmen zu Vorbeugung und Behandlung möglich sind.

Osteoporose

Was ist Osteoporose?

Nach der zur Zeit gültigen Definition handelt es sich bei der Osteoporose um eine Erkrankung des Knochensystems, die durch eine niedrige Knochenmasse sowie durch Zerstörung der Feinarchitektur des Knochengewebes gekennzeichnet ist und dadurch zu einer erhöhten Bruchgefährdung der Knochen führt. Mit einfachen Worten ausgedrückt bedeutet dies nichts anderes als: Die Betroffenen haben spröde, poröse Knochen, die leichter brechen.

Osteoporose – eine Modekrankheit?

In den letzten Jahren werden altersbedingte Veränderungen des Knochensystems gerne zu einer Art «Volkskrankheit» hochstilisiert. Gehört Osteoporose zum unausweichlichen Schicksal einer älteren Frau? Wie es scheint, hat sich diese Meinung durchgesetzt, denn die Verhinderung von Knochenschwund war einer der Hauptgründe, der zur Verordnung von Hormonpräparaten bei ansonsten beschwerdefreien Frauen in den Wechseljahren führte.

Gerade in diesem Fall ist es nicht leicht, zwischen «Volkskrankheit» und «Modekrankheit» zu unterscheiden. Deshalb sollen neben Empfehlungen zur Behandlung und Vorbeugung ausführliche Informationen zur Bedeutung und Einschätzung des Osteoporose-Risikos während der Wechseljahre und danach angeboten werden.

Höhere Frauenquote – leider nur bei Krankheiten!

Die Angaben über die Häufigkeit von Osteoporose nach den Wechseljahren (ca. 5 Jahre nach der Menopause) schwanken zwischen 10 und 40 Prozent. Seriösen Studien zufolge müssen ca. 20 bis 30 Prozent aller Frauen damit rechnen, an Osteoporose zu erkranken, während offenbar nur etwa 10 Prozent der Männer im Alter davon betroffen sind. Da Osteoporose als typische Alterskrankheit gilt und Frauen statistisch gesehen nicht nur länger leben, sondern auch generell eine geringere Knochenmasse aufbauen, ist es leicht zu erklären, warum sie in stärkerem Maße davon betroffen sind.

Zwei Stadien der Erkrankung

Bei Osteoporose unterscheidet man zwei unterschiedliche Phasen. Bei Typ I (früher als sogenannte «postmenopausale Osteoporose» bezeichnet) treten Brüche ab 60 bis 70 Jahren bevorzugt an der Wirbelsäule auf, d.h. die Wirbelkörper sinken in sich zusammen (siehe Abb. S. 69). Darauf kann Typ II (früher «senile Osteoporose») folgen, eine spätere Phase von Typ I, in der sich die sogenannten Röhrenknochen (Oberschenkel- und Unterarmknochen) abbauen. Brüche treten später auf, etwa ab 75 Jahren, und zwar typischerweise am Oberschenkelhals (siehe Abb. S. 69).

Der gesunde Knochen

Die Grundsubstanz (Matrix) eines gesunden Knochens besteht aus einer gallertartigen Masse, die von äußerst strapazierfähigen Kollagenfasern durchzogen ist. Diese Kollagenfasern bilden ein höchst kunstvolles Gerüst, in das Mineralien eingebaut werden – hauptsächlich Phosphor und Kalzium, aber auch Magnesium, Natrium, Kalium etc. Dieses Gerüst bildet eine architektonische Innenstruktur, die sich der jeweiligen Belastung des Knochens anpasst.

Nach außen hin wird der Knochen von einer äußerst schmerzempfindlichen, gut durchbluteten Knochenhaut umgeben, nach innen bilden die langen Röhrenknochen einen Raum, der das Knochenmark enthält. Die Knochen der Wirbelsäule, des Schädels und des Beckens bilden keine Hohlräume aus, sondern gleichen einer Art starrem Schwamm (spongiöse Knochen).

Auf- und Abbauprozesse finden in unserem Knochensystem – wie übrigens auch im gesamten Organismus – lebenslang statt. In der ersten Lebenshälfte überwiegt der Aufbau der Knochensubstanz. Mit etwa 35 Jahren ist die größte Knochenmasse erreicht (Peak Bone-Mass). Diese Spitzenknochenmasse ist von der genetischen Veranlagung, den Ernährungsbedingungen im Kindes- und Jugendalter und der Bewegung abhängig. Regelmäßige körperliche Belastung stärkt den Aufbau der Knochen und steigert ihre Elastizität.

Knochen sind keine tote Substanz

Auch in der zweiten Lebenshälfte gehen die Auf-, Um- und Abbauprozesse innerhalb der Knochen weiter, insgesamt überwiegen jedoch die Abbauprozesse. Pro Jahr verliert der gesunde Organismus ungefähr 0,5 bis 1 Prozent seiner Knochenmasse – das betrifft beide Geschlechter und ist nicht behandlungsbedürftig.

Das Knochengerüst dient nicht nur als Stützgerüst für den Organismus, sondern ist darüber hinaus das wichtigste Mineraldepot, das die für den Stoffwechsel so wichtigen Mineralien wie Phosphor, Kalzium, Natrium, Kalium, Magnesium und viele andere in praktisch

Knochen als Mineralstoffdepot

66 Besondere Krankheitsneigungen

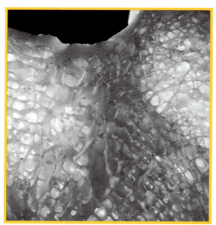 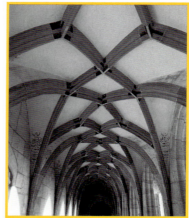

Knochenbälkchenstruktur (links) und Gewölbestruktur eines gotischen Kreuzgangs (rechts).

unerschöpflicher Menge speichert. Ein ca. 70 kg wiegender Mensch kann auf diese Weise ca. 1,2 kg anlagern, während die außerhalb des Knochens vorkommende Menge nur ca. 680 mg beträgt. Während des Wachstums, der Schwangerschaft oder einer Krankheit mit Bettlägrigkeit werden jeweils ganz unterschiedliche Mengen der einzelnen Mineralien benötigt und dem Knochen entzogen.

Hormone regulieren den Knochenstoffwechsel

Wie wir bereits auf S. 27 erfahren haben, sind Hormone aufs Engste mit «inneren Wahrnehmungsprozessen» verbunden. Auch die Feinabstimmung der im Knochen stattfindenden Stoffwechselprozesse erfolgt unter dem Einfluss zahlreicher Hormone. Parathormon (aus der Nebenschilddrüse), Calcitonin (aus der Schilddrüse) wirken gemeinsam mit Vitamin D (aus der Haut) direkt auf den Kalziumstoffwechsel und den Einbau des Kalziums in die Knochen oder seine Abgabe aus dem Knochengewebe ins Blut.

Auch an der Knochenbildung sind Hormone beteiligt

Aber auch Nebennierenrindenhormone, Östrogene, Progesteron und Androgene können den Knochenstoffwechsel beeinflussen. Die Östrogene haben unter anderem eine sogenannte anti-resorptive Wirkung, d.h. sie verhindern einen zu schnellen Knochenabbau. Die Androgene (männliche Hormone), die bei Frauen auch nach den Wechseljahren von den Eierstöcken und der Nebennierenrinde gebildet werden, regen die Tätigkeit des Knochenaufbaus an. Deshalb haben Männer prinzipiell eine höhere Knochenmasse – sie bilden schließlich auch die größere Androgenmenge.

Meist steht bei der Beschreibung der Knochenbildung und des Knochenstoffwechsels der Mineralhaushalt und die Einlagerung von Mineralstoffen (Kalzium, Phosphat, Fluor etc.) in die Knochensubstanz im Vordergrund. Diese Stoffe bilden zwar den härtesten, zugleich aber auch den am wenigsten elastischen Teil des Knochens. Weitere sehr wichtige Bestandteile sind die sogenannten Hydroxyproline in den Kollagenfasern, die für seine elastischen Eigenschaften sorgen.

Die Brüchigkeit oder Biegsamkeit eines Knochens ist viel stärker durch seine elastischen Fähigkeiten geprägt als durch seinen Mineralgehalt, deshalb können auch Knochen mit normalem Mineralgehalt durchaus brechen. Umgekehrt muss es bei Knochen mit hochgradigem Mineralverlust nicht immer zu Brüchen kommen, wenn sie elastisch genug sind.

Nur ein elastischer Knochen ist hart im Nehmen

Wir sehen also, dass der Knochenstoffwechsel ein höchst komplizierter Vorgang ist, der vom Lebensalter, der Ernährung, der Bewegung und den hormonellen Vorgängen beeinflusst und geregelt wird. Die Östrogene und ihre Veränderungen in den Wechseljahren sind dabei nur *ein* Faktor unter vielen. Bei der Entstehung von Osteoporose in ihrem Zusammenhang mit hormonellen Veränderungen während der Wechseljahre sind also durchaus noch Fragen offen.

Wann sind Veränderungen krankhaft?

Eine Osteoporose entsteht, wenn im gesunden Knochen Abbauvorgänge das normale Ausmaß übersteigen. Im Durchschnitt trifft dies auf eine von vier Frauen zu, die das 50. Lebensjahr überschritten haben. Bei Typ I der Osteoporose liegt der Erkrankungsgrund in einem beschleunigten Abbau des Knochens, bei Typ II in einem ungenügenden Aufbau.

Natürlich kann man beide Typen nicht immer streng voneinander unterscheiden. Häufig setzt nach der Menopause zunächst einmal ein relativ hoher Mineralverlust von bis zu 5 Prozent pro Jahr ein. Dies ist aber meist nur ein vorübergehendes Phänomen und geht auch ohne Therapie nach einigen Jahren in einen «normal langsamen» Verlust

Beschleunigte Abbauprozesse in den Wechseljahren

68 *Besondere Krankheitsneigungen*

über. Ob dieser Rückgang gut oder schlecht verkraftet wird, hängt von der ursprünglichen Knochenmasse ab. Nur bei den wenigsten Frauen verläuft er ungebremst, was dann aber zu einer deutlichen Bruchgefahr führt.

Rundrücken   Die Spätformen und Spätfolgen einer Osteoporose bestehen in einer Verformung der Wirbelsäule durch Einbrüche von Wirbelkörpern, vorwiegend im Bereich der oberen Brustwirbelsäule. Dabei sinken die Wirbel zusammen und werden häufig keilförmig (siehe Abb. S. 69). Das Kleinerwerden im Alter um ca. 5 cm und der schmerzhafte Rundrücken (der sogenannte «Witwenbuckel») haben hierin ihre Ursache. Außerdem kann es zu Brüchen der Arm- und Beinknochen bei relativ harmlosen Belastungen kommen sowie zu dem gefürchteten Oberschenkelhalsbruch (siehe Abb. S. 69).

Ungeschütztes Stürzen   Besonders nach Wirbelbrüchen können Knochenhautreizungen und starke Fehlhaltungen der Wirbelsäule zu äußerst schmerzhaften chronischen Bewegungseinschränkungen führen. Gerade bei älteren Menschen, bei denen sich das Reaktionsvermögen verlangsamt und das Seh- und Hörvermögen sowie der Tastsinn altersbedingt nachlassen, wächst die Gefahr eines sogenannten «ungeschützten Stürzens». Ohne die natürlichen Reflexreaktionen, mit denen jüngere Menschen die Wucht des Sturzes abfedern können, zieht der ungedämpfte Aufprall fast immer Brüche des ohnehin schon porösen Knochens nach sich.

Ist eine Früherkennung möglich?

Osteoporose im Frühstadium – eine unsichtbare Gefahr   Es gibt keine typischen Symptome oder Beschwerden bei beginnender Osteoporose. Genausowenig gibt es ein eindeutiges Erkennungsmerkmal, durch das sich eine Osteoporose im Anfangsstadium nachweisen lässt. Zusätzlich wird jeder Versuch einer Diagnose durch die Tatsache erschwert, dass die Übergänge zwischen einem normalen und einem übersteigerten Knochenabbau fließend sind. Auch hier lässt sich nur schwer zwischen «noch gesund» und «schon krank» unterscheiden.

Die in den Wechseljahren häufig auftretenden Gelenk- und Rückenschmerzen stehen in keinem Zusammenhang mit Osteoporose und können nicht als Vorzeichen oder Hinweis darauf gelten. Wir haben keine sichere Möglichkeit vorherzusagen, wer an einer Osteoporose

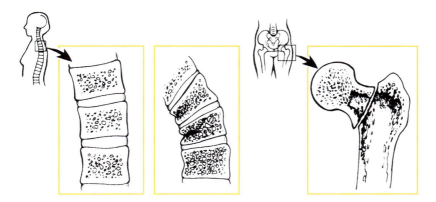

Einbrüche von Wirbelkörpern im Bereich der oberen Wirbelsäule (links) und Oberschenkelhalsbruch (rechts).

erkranken wird und wer nicht. Es gibt allerdings eine Reihe von Risikofaktoren, aus denen sich eine bestimmte Wahrscheinlichkeit ableiten lässt, ohne dass man daraus bereits eine Diagnose stellen kann.

Wie lässt sich eine Osteoporose diagnostizieren?

Die Ursachen der Osteoporose bestehen in einem Verlust der Knochenmasse und der Zerstörung der Mikroarchitektur des Knochengewebes. Die Knochenmasse hängt vom Gehalt an Mineralsalzen ab. Entscheidender für die Brüchigkeit des Knochens ist jedoch seine Struktur, die das Maß an Belastbarkeit, Verformbarkeit und Elastizität bestimmt.

Methoden der Knochendichtemessung

Mit unseren heutigen Messmethoden können wir nur etwas über die Knochenmasse aussagen, nicht aber über seine Elastizität. Das einzig etablierte Verfahren ist die sogenannte Knochendichtemessung (Osteodensitometrie), bei der der Mineralgehalt des Knochens bestimmt wird. Als aussagefähigste Methoden haben sich die Duale Röntgen-Absorptiometrie (DXA), die quantitative Ultraschallmessung (QUS) sowie die quantitative Computertomographie (Osteo-CT) erwiesen. In den letzten Leitlinien von 2006 wird als Standardmethode die DXA empfohlen, weil es hierzu die meisten vergleichenden Studien gibt. Dies bedeutet nicht zwangsläufig, dass es die beste Untersuchung ist.

Nach den Leitlinien wird eine Diagnostik erst bei einem erhöhten Frakturrisiko empfohlen und dieses wird festgelegt bei:

1. einem oder mehreren osteoporosetypischen Wirbelkörperbrüchen,
2. Bruch im Bereich der Arme und Beine nach einem leichten Trauma bei unter 70-Jährigen,
3. 70 bis 75 Jahre plus Untergewicht oder Nikotinkonsum oder Sturzneigung oder Unbeweglichkeit,
4. Alter über 75 Jahre.

Als Diagnostik wird die körperliche Untersuchung, Laborbefund, Knochendichtemessung sowie gegebenenfalls die Röntgenuntersuchung empfohlen.

In der Praxis hat sich die Ultraschallmessung (QUS) zur Risikoeinschätzung für Osteoporose durchaus bewährt und kann einfach und ohne Strahlenbelastung durchgeführt werden. Aus den Leitlinien geht hervor, dass entsprechende Untersuchungen erst relativ spät empfohlen werden, sodass es für vorbeugende Maßnahmen eigentlich schon zu spät ist. Hier ist die Eigeninitiative gefordert und Frauen sollten selbst spätestens mit Beginn der Wechseljahre aktiv werden und sich um die Osteoporosevorbeugung kümmern.

Für das wesentlichste Merkmal, die Elastizität des Knochens, gibt es bisher kein Untersuchungsverfahren.

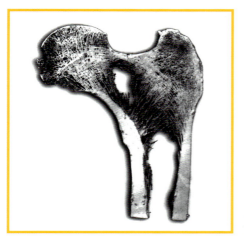

Porös gewordener Knochen mit Abnahme und Vergröberung der Bälkchenstruktur.

Osteoporose **71**

Was Sie unbedingt wissen sollten ...

Wenn mehr als vier der hier genannten Risikofaktoren für Osteoporose auf Sie zutreffen, sollten Sie sich in jedem Fall über Ihr
spezielles Risiko beraten lassen:

- blond und hellhäutig,
- graziler Körperbau/Untergewicht,
- regelmäßiger Zigarettenkonsum,
- regelmäßiger Alkoholkonsum,
- mehr als drei Tassen Kaffee pro Tag,
- mindestens 2 x täglich tierisches Fett in der Nahrung,
- regelmäßiges Essen von «Fastfood» (Pommes Frites, Konserven-
  nahrung, Hamburger),
- täglicher Konsum von Cola, Fanta, Softdrinks,
- häufiges Fasten oder Diät halten,
- Essstörungen als Jugendliche (Bulimie oder Anorexia nervosa),
- lange Phasen ohne Periode als Jugendliche,
- mehr als 6 Kinder geboren,
- keine Kinder,
- keine sportliche Betätigung,
- Osteoporose in der Familie,
- starke Einschränkung der körperlichen Bewegungsfähigkeit
  durch Krankheit (Rheuma, Rollstuhl, multiple Sklerose),
- lang andauernde Kortisontherapie,
- chronische Nierenerkrankung, Diabetes mellitus,
- Entfernung der Eierstöcke vor dem 40. Lebensjahr oder früh-
  zeitige Menopause vor dem 40. Lebensjahr.

Früherkennung der Osteoporose

Zusammenfassend einige Empfehlungen für den Umgang mit der Osteoporosediagnostik:

- Die Möglichkeit einer Erkrankung ist bei etwa 25 bis 30 Prozent aller Frauen gegeben. Die Mehrzahl bleibt also davon verschont.
- Der Rückgang der Östrogenmenge ist ein Risikofaktor unter vielen – allerdings ein gewichtiger.
- Eine einzige Knochendichtemessung erlaubt noch keine Diagnose einer Osteoporose, sondern nur eine Aussage über den Mineralgehalt des Knochens. Zur Erfassung eines zu schnellen oder zu starken Knochenabbaus ist eine langfristige Beobachtung, wie rasch der Abbauprozess verläuft, erforderlich.
- Die Wechseljahre allein sind noch kein Anlass für eine Knochendichtebestimmung. Es müssen andere Risikofaktoren hinzukommen, damit eine Notwendigkeit vorliegt.
- Die Knochendichtemessung ist bislang die einzige Methode, die zur Früherkennung der Osteoporose eingesetzt werden kann, deshalb wäre ihre Streichung als Kassenleistung (wie zur Zeit diskutiert wird) absolut inkonsequent, zumal gleichzeitig die Vorbeugung gegen Osteoporose propagiert wird.
- Neuere Methoden der Ultraschallbestimmung von Knochendichte sind in der Erprobungsphase und werden teilweise bereits angewendet. Wenn sie sich langfristig bewähren, könnten sie zu einer kostengünstigen und nicht strahlenbelastenden Alternative zu den etablierten Verfahren werden.

Was kann zur Vorbeugung gegen Knochenschwund getan werden?

Die Spitzenknochenmasse wird bis zum 35. Lebensjahr aufgebaut. Allerdings findet bei ungünstigen Voraussetzungen womöglich schon nach dem 15. Lebensjahr kein weiterer Aufbau mehr statt und es werden keine weiteren Reserven für das spätere Leben gebildet. Die beste und sinnvollste Vorbeugung gegen Osteoporose erfolgt daher schon im Kindes- und Jugendlichenalter.

In der Jugend werden die Weichen gestellt

Gerade bei Kindern und Jugendlichen sollte besonders auf die Qualität der Nahrungsmittel geachtet werden. Dies empfiehlt sich auch deshalb, weil dadurch ein Qualitätsbewusstsein geschaffen wird, das späteren «Ernährungssünden» vorzubeugen hilft. Denn schon früh im Leben werden die Weichen für die Geschmacksbildung und für Essgewohnheiten gestellt. Günstig ist eine sogenannte *lactovegetabile Kost*, die Getreide, Gemüse, Obst und Milchprodukte enthält. Tierisches Eiweiß – mit Ausnahme von Milchprodukten – muss nicht sein und sollte nicht zu häufig verzehrt werden (ca. 2-mal pro Woche).

Lactovegetabile Kost – Inbegriff für gesunde Ernährung

Kinder im Alter von 4 bis 6 Jahren benötigen ca. 700 Milligramm Kalzium täglich, von 10 bis 12 Jahren ca. 900 mg und von 15 bis 18 Jahren ca. 1 200 mg pro Tag. Hier einige Nahrungsmittel, die einen hohen Gehalt an Kalzium aufweisen:

Kalziumbedarf im Kindesalter

- 1 Liter Mineralwasser = ca. 500 mg Kalzium. Mengenangaben auf dem Etikett beachten: Es sollte viel Kalzium (ca. 500 mg) und wenig Natrium enthalten (maximal 50 mg).
- 100 g halbfetter Hartkäse = ca. 790 mg Kalzium
- 1/2 Liter Milch = ca. 600 mg Kalzium
- 500 g Magerquark = ca. 350 mg Kalzium
- 200 g Grünkohl oder grüne Erbsen = ca. 300 mg Kalzium
- 100 g Haselnüsse = ca. 230 mg Kalzium
- 100 g Petersilie = ca. 145 mg Kalzium

Auch in Grünkohl, Brokkoli, Lauch, Fenchel und Kräutern ist dieser Mineralstoff reichlich enthalten. Zum Vergleich: 100 g Wurst oder Fleisch enthalten etwa 10 mg Kalzium.

Diese Mengen sind Durchschnittswerte, die sehr stark variieren können. Die Entwicklung eines gesunden Knochens ist nämlich nur

74 *Besondere Krankheitsneigungen*

Einfluss von Lebensbedingungen

Es besteht kein Zweifel, dass das Auftreten von Osteoporose mit regionalen und kulturellen Lebensgewohnheiten zusammenhängt. Überwiegend in ärmeren Ländern, aber auch in Japan, in denen körperliche Arbeit eine größere Rolle spielt und in denen andere Ernährungsgewohnheiten vorherrschen, ist das Osteoporose-Risiko erheblich geringer als in den sogenannten westlichen Industrienationen.

Auch meine eigenen Erfahrungen während einer mehrjährigen frauenärztlichen Tätigkeit in Westafrika haben mir deutlich gezeigt, wie stark die Lebensbedingungen die Krankheitsentwicklung beeinflussen. Abgesehen von den durch Unterernährung und mangelnde Wasserhygiene hervorgerufenen Massenproblemen sind unter «normalen» Ernährungsverhältnissen Beschwerden wie Hitzewellen, Erschöpfung und auch Knochenbrüche bei älteren Frauen sehr selten. Die aufrechte, elastische Haltung und Gangart auch der älteren, hart arbeitenden Frauen ist beeindruckend. Und ihre wunderbaren Tänze möchte man geradezu als Osteoporose-Vorbeugung empfehlen.

---

zum Teil vom Kalziumgehalt der Nahrung abhängig. Auch die sonstige Ernährung spielt eine wesentliche Rolle. Kalzium und Phosphat müssen in einem gesunden Verhältnis von etwa 1:1 stehen. Bei einem zu hohem Phosphatgehalt sinkt der Kalziumspiegel wieder ab.

Richtige und falsche Ernährung
Kalzium wird nicht nur durch Milch und ihre Produkte geliefert, sondern auch durch grüne Blattgemüse (Broccoli, Porree, Grünkohl, Kohlrabi), Vollkorngetreide, Nüsse und Samen sowie Kräuter (Baldrian, Brennnessel, Zinnkraut, Salbei, Erdbeerblätter, Borretsch). Problematisch für Kinder sind viel Fleisch, Industriezucker, Kaffee sowie Cola- und Limonadengetränke. Leider sind es oft gerade jene Nahrungsmittel, die sie besonders gerne essen und trinken, deren hoher Phosphatanteil bei starkem Konsum aber die normale Kalziumaufnahme in den Knochen verhindert. Deshalb ist es so wichtig, schon früh die richtigen Ernährungsgewohnheiten auszubilden und

Fastfood und Süßigkeiten auf Ausnahmen zu beschränken. Weitere Hinweise zur Ernährung siehe S. 115 ff.

Viel Bewegung an der frischen Luft

Der zweite wesentliche Grundpfeiler der Osteoporose-Vorbeugung bei Kindern und Jugendlichen, aber auch bei Erwachsenen, ist Bewegung, die bevorzugt an der frischen Luft stattfinden sollte. Das Tageslicht fördert, vor allem wenn die Sonne scheint, die Bildung von Vitamin D in der Haut, das wiederum für den Knochenaufbau von besonderer Bedeutung ist – nicht nur zur Rachitisvorbeugung beim kleinen Kind, sondern auch das ganze weitere Leben hindurch.

Knochenaufbauzellen (Osteoblasten) arbeiten nur dann ausreichend, wenn sie einer gewissen Belastung ausgesetzt sind. Kinder sollten sich jeden Tag mindestens eine Stunde an der frischen Luft austoben und unbedingt am Schulsport teilnehmen.

... aber kein Hochleistungstraining

Problematisch ist allerdings ein sehr frühes Hochleistungstraining, weil es die normale Knochenentwicklung hemmen kann. Bei jungen Mädchen kann z.B. durch exzessives Ballett-Training die Hormonentwicklung in der Pubertät gestört werden. Dadurch wird einer späteren Osteoporose-Entwicklung Vorschub geleistet.

Ob jung oder alt – nichts geht über eine gesunde Ernährung

Bei einer erwachsenen Frau in mittleren Jahren gelten die gleichen Ernährungsprinzipien wie bei Kindern. Die tägliche Kalziumaufnahme sollte bei etwa 1 500 mg liegen und ebenfalls nicht mit zu hoher Eiweißaufnahme verbunden sein. Ein körperliches Training von mindestens drei Stunden pro Woche sowie fleischarme Vollwertkost sind gute Grundlagen für die Knochengesundheit. Rauchen, Alkohol und reichlich Kaffeegenuss fördern den Kalziumabbau in den Knochen, auch wenn gleichzeitig Hormone eingenommen werden. Täglich Zinnkraut- und/oder Brennnesseltee sind sinnvoll. Beide verbessern durch ihren Kieselanteil die elastischen Eigenschaften der Kollagenfasern.

Die Behandlung von Osteoporose

Ist Altern eine Krankheit?

Wie wir gesehen haben, ist es nicht immer ganz einfach zu entscheiden, ob ein krankhafter Zustand vorliegt oder nicht. Meist orientiert man sich an den Ergebnissen von Dichtemessungen und nicht am Befinden der Frau. Ist nun aber ein verminderter Mineralgehalt bei einer völlig beschwerdefreien Frau krankhaft? Ist ein unerwarteter Knochenbruch bei normaler Knochendichte Folge von Osteoporose

Ratschläge, Anregungen, Gesichtspunkte

Hier finden Sie einige einfach auszuführende Übungen zur Kräftigung Ihrer Muskulatur, die sich sehr gut zur Vorbeugung und Linderung von Osteoporose-Beschwerden eignen.

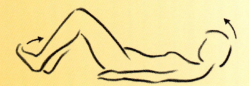

1. Legen Sie sich mit ausgestreckten Armen und angewinkelten Knien auf den Rücken. Drücken Sie nun die Fersen fest auf den Boden, während Sie die Zehen nach oben strecken, und heben Sie den Kopf an. Bleiben Sie 10 bis 15 Sekunden in dieser Stellung.

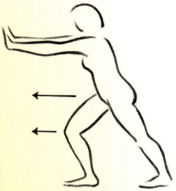

2. Stützen Sie sich in der oben gezeigten Haltung gegen eine Wand und schieben Sie das vordere Knie und die Hüfte nach vorn, ohne mit der Ferse vom Boden abzuheben.

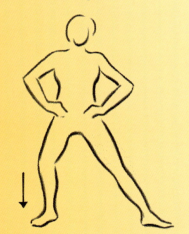

3. Stützen Sie in aufrechter Haltung die Hände in die Hüften. Nun spreizen Sie ein wenig die Beine und beugen abwechselnd ein Knie leicht nach unten.

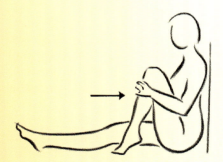

4. Setzen Sie sich mit dem Rücken zur Wand und ziehen Sie wechselnd Ihre Beine zum Körper hin. Halten Sie diese Position 15 bis 30 Sekunden.

oder nicht? Gerade an diesem Problem zeigt sich die Notwendigkeit einer individuellen Beratung und Einschätzung. Im Unterschied zu der heute meist anzutreffenden Haltung sollte man sich nicht von der Formel leiten lassen: Wechseljahre = Hormonmangel = Osteoporose = Hormontherapie, nach der eine Behandlungsbedürftigkeit grundsätzlich zu bestehen scheint.

Die Hormonbehandlung zur Vorbeugung von Osteoporose wird in den letzten Jahren durch die nachgewiesenen erhöhten Risiken für Frauen deutlich zurückhaltender empfohlen. Es gibt hier eine stark kontroverse Diskussion zwischen Befürwortern und Gegnern einer solchen Therapie und es ist sehr schwierig, zwischen tatsächlicher Sachlage, Nutzen, Risiko und wirtschaftlicher Argumentation zu unterscheiden. Im Einzelfall kann unter sorgfältiger Abwägung der Einsatz von einem Hormonpräparat empfohlen werden. Als generelle Maßnahme ist sie nicht geeignet.

Eine Hormonbehandlung sollte sorgfältig durchdacht werden

Bei älteren Frauen mit nachgewiesenem Risiko für Knochenbrüche werden heute sogenannte Bisphosphonate, SERMS (selektive Östrogenrezeptormodulierende Substanzen) in Verbindung mit Calcium und Vitamin D empfohlen.

Die hier genannten Behandlungsmethoden zielen darauf hin, Knochenmasse zu erhalten oder wieder aufzubauen. Sie folgen einem reinen Mengenprinzip nach dem Grundsatz: viel Masse = guter Knochen. Eine ganzheitliche Behandlung versucht, den Knochenstoffwechsel zu unterstützen und das Gleichgewicht zwischen Knochenaufbau und -abbau zu stabilisieren. Dabei wird nicht nur versucht, die Aufnahme der Mineralstoffe in das Knochengerüst anzuregen, denn diese bilden eigentlich nur den harten, spröden und damit brüchigen Anteil.

Ganzheitliche Methoden: Klasse statt (Knochen-) Masse

Das eigentliche Problem bei der Osteoporose ist das Nachlassen der Elastizität, nicht so sehr der Mineralstoffmangel. Die Therapie muss daher besonders darauf ausgerichtet sein, die Elastizität im kollagenen Stützgewebe stärker aufzubauen. Dies geschieht mit Hilfe von Substanzen, die die sogenannten «Kieselprozesse» anregen. Dieser Behandlungsansatz steht in deutlichem Gegensatz zu den herkömmlichen Therapien und sollte immer in Absprache mit Ihrer Ärztin/ Ihrem Arzt erfolgen, weil die verwendeten Präparate sich häufig ergänzen oder in bestimmten Abständen genommen werden müssen.

Aufbau und Stärkung der Knochenelastizität

Gesunde Lebensführung

Die sinnvollste Vorbeugung gegen Knochenschwund/Osteoporose ist eine gesunde Lebensführung. Keine Hormonsubstitution und keine Kalziumtablette kann starkes Rauchen, Bewegungsmangel und einseitige Ernährung ausgleichen. Deshalb sollten wir spätestens mit den Wechseljahren in unseren Lebensgewohnheiten all das ändern, von dem wir schon immer wussten, dass es verkehrt ist.

Ganzheitliche Behandlung

Hier eine kleine Auswahl empfehlenswerter Präparate, die im Sinne einer ganzheitlichen Behandlung von Osteoporose angewendet werden können:

- *Equisetum arvense Silicea cultum Rh D3 Dil.*
- *Agaricus comp./Phosphorus Dil.*
- *Aufbaukalk 1 und 2 (Weleda)*
- *Silicea Trit. D4–D6*

In der Therapie der schmerzhaften Begleiterscheinungen bei fortgeschrittener Osteoporose sind in der Hand des erfahrenen Arztes die *Disci*-Präparate der Firma Wala eine ausgezeichnete Hilfe.

Für die Patientin ist es nicht leicht, sich im Wirrwarr der bestehenden Meinungen und Behandlungsangebote zurechtzufinden. Zunächst muss zwischen einer vorbeugenden medikamentösen Behandlung und einem therapeutischen Eingreifen beim Auftreten von Osteoporose unterschieden werden. In jedem Fall sollten eine Behandlungsstrategie und die Beratungen über mögliche Risiken individuell erfolgen. Die Argumente für oder wider eine Therapie sollten nachvollziehbar sein. Unterschiedliche Auffassungen zur richtigen Vorgehensweise sind beim gegenwärtigen Wissensstand unvermeidbar und werden auch in den nächsten Jahren noch nicht überwunden sein.

Bluthochdruck, Herzinfarkt, Schlaganfall

In unseren westlichen Industrienationen steigt mit zunehmendem Lebensalter kontinuierlich das Risiko sogenannter Herz-Kreislauf-Erkrankungen, die die häufigste Todesursache darstellen. Lange Zeit standen sie im Ruf, typische «Männerkrankheiten» zu sein. Heute weiß man, dass auch Frauen mit zunehmendem Alter immer häufiger davon betroffen sind, wenn auch nicht in gleichem Ausmaß wie Männer. Übrigens sterben mehr Frauen als Männer im Akutstadium eines Herzinfarktes, weil bei ihnen die Situation unterschätzt wird und Notfallmaßnahmen deshalb später einsetzen.

Herz-Kreislauf-Erkrankungen – eine reine Männerdomäne?

Die meisten Herz-Kreislauf-Erkrankungen – abgesehen von angeborenen Herzfehlern oder rheumatischen Herzerkrankungen, die hier nicht berücksichtigt werden sollen – beruhen nach allgemeiner Vorstellung auf einer sogenannten Arterienverkalkung (Arteriosklerose). Ablagerungen an und in den Wänden der Blutgefäße führen zu ihrer Verengung und Erstarrung. Dadurch verschlechtert sich die Durchblutung der Organe – bis hin zu ihrem Versagen. Besonders empfindlich reagieren das Gehirn und das Herz auf verminderte Blutzufuhr. Es kann zu einem Hirninfarkt oder Schlaganfall kommen. Bei einem Herzinfarkt kann die Arterienverkalkung nur zum Teil als Erklärung dienen.

Arterienverkalkung – Ursache der meisten Herz-Kreislauf-Erkrankungen

An der Entstehung dieser Ablagerungen in den Blutgefäßen sind der Zucker- und der Fettstoffwechsel beteiligt. Zu den am Fettstoffwechsel beteiligten Blutfetten (Lipiden) gehören unter anderem das *Gesamt-Cholesterin*, das *HDL-Cholesterin*, *LDL-Cholesterin* sowie die *Triglyzeride* (Neutralfette).

Blutfette und ihr Normalwert

- *Cholesterin* wird mit tierischer Nahrung aufgenommen und auch vom menschlichen Körper selbst produziert. Pflanzliche Fette enthalten kein Cholesterin (Normalwert für Gesamtcholesterin: bis 200 mg/dl).
- *LDL-Cholesterin* wird bei zu hoher Konzentration an den Gefäßwänden abgelagert und begünstigt Arterienverkalkung (Normalwert: bis 155 mg/dl).
- *HDL-Cholesterin* macht sich im Körper dadurch nützlich, dass es das schädliche LDL-Cholesterin bindet und dadurch seine Ausscheidung ermöglicht (Normalwert: über 35 mg/dl).

80 *Besondere Krankheitsneigungen*

- *Triglyzeride* sind Blutfettsäuren, die der Körper aus den durch die Nahrung aufgenommenen Fettsäuren bildet und entweder in Energie umwandelt oder als Depotfett in den Fettzellen speichert (Normalwert: bis 200 mg/dl).

Beim HDL-Cholesterin sind hohe Werte erwünscht, bei LDL-, Gesamt-Cholesterin und Triglyzeriden sollten sie möglichst niedrig sein. Neben der Konzentration der einzelnen Blutfette ist auch das Verhältnis von HDL- zu LDL-Cholesterin von Bedeutung. Ersteres bindet größere Cholesterinmengen und ermöglicht ihre Ausscheidung, während LDL-Cholesterin die Ablagerung in den Gefäßwänden begünstigt (Plaques). Die gesamten Zusammenhänge können hier nur in Grundzügen erwähnt werden und sind in Wirklichkeit natürlich viel komplizierter.

Weitere Risiken   Die Konzentration von LDL und HDL im Blut wird von ganz unterschiedlichen Faktoren beeinflusst. Dazu gehören Ernährung,

---

Regelmäßige Kontrolle der Blutfettwerte

Wenn ein zu hoher Cholesterinspiegel festgestellt wird, schrillen bei vielen Menschen die Alarmglocken. Ist Cholesterin aber wirklich so «schlecht» wie sein Ruf?

Ein Anstieg der Blutfettwerte erscheint besonders dann besorgniserregend, wenn es zu einer Steigerung der LDL-Cholesterinkonzentration bei Verminderung der schützenden HDL-Cholesterinmenge kommt. Dem Cholesterin allgemein eine schädigende Wirkung anzulasten, ist sicher nicht gerechtfertigt. Neben der regelmäßigen Kontrolle der Blutfettwerte ist es wichtig, darauf zu achten, dass der Körper seinen Lipid-Stoffwechsel in den Griff bekommt. Die «innere» Fähigkeit zur Fettverarbeitung liegt in einem gesunden Verhältnis von aufbauenden und abbauenden Stoffwechselvorgängen, und diese werden wiederum in einem hohen Maße von unserer Lebensführung beeinflusst. Stress, Zeitmangel, emotionaler und physischer Druck haben eine abbauend-verkrampfende Wirkung und verhindern damit eine gesunde Nahrungsverarbeitung.

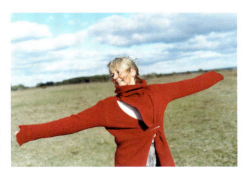

Wer sich seine Vitalität und Gesundheit über die Wechseljahre hinaus zu erhalten vermag, hat gut lachen. Bewegung und richtige Erährung helfen dabei, die meisten Erkrankungsrisiken zu mindern.

körperliches Training, Gewicht, Alter, Hormone und der Insulinstoffwechsel. Auch die erbliche Veranlagung hat einen Einfluss darauf, wie Nahrungsfette vom Körper verarbeitet werden. Für das Auftreten von Arteriosklerose und den entsprechenden Folgekrankheiten können die Blutfette zwar als mögliche Verursacher angesehen werden, eigentlich entscheidend sind aber die sekundären Einflussfaktoren, die ihre Zusammensetzung beeinflussen, z.B. Diabetes mellitus (Zuckerkrankheit), Übergewicht, Rauchen, Bluthochdruck und falsche Ernährungsgewohnheiten.

Auch untereinander stehen diese Faktoren in Beziehung. Einseitige Ernährung kann z.B. die Ursache für Übergewicht sein, dieses wiederum begünstigt das Auftreten von Diabetes und Bluthochdruck. Rauchen führt zu einer Erhöhung des Diabetes-Risikos sowie zu einer Verdreifachung des Risikos für koronare Herzerkrankungen.

Untersuchungen haben gezeigt, dass sich neben diesen äußeren Einflussfaktoren auch die seelische Belastung auf den Fettstoffwechsel auswirkt. Es scheint ganz wesentlich zu sein, dass jemand in der Lage ist, ein eigenverantwortliches, selbstbestimmtes Leben zu führen. Je stärker man sich kontrolliert und abhängig fühlt und je weniger man seinen eigenen Lebensalltag zu gestalten vermag, desto ungünstiger ist die Konstellation der Blutfette und das Risiko einer daraus resultierenden Erkrankung.

Was die Seele belastet, beeinflusst auch die Blutfettwerte

Mit zunehmendem Lebensalter verändert sich das Verhältnis der Blutfette zueinander. Dieser Prozess beginnt schon in der Jugend und setzt sich lebenslang fort – allerdings bei beiden Geschlechtern

Sind Männer mal wieder besser dran?

82 *Besondere Krankheitsneigungen*

Risikofaktoren halten uns einen Spiegel vor

Der Begriff «Risikofaktor» verleitet schnell dazu, ein Risiko als etwas Selbstständiges, von uns nicht Beeinflussbares zu sehen. Aber in vielen Fällen ist dies eine Selbsttäuschung. Die meisten Risiken gehen nämlich von unserer eigenen Lebensgestaltung aus, die unsere Ernährung, unseren Tagesrhythmus und unsere geistigen, seelischen und körperlichen Tätigkeiten umfasst. Der Risikofaktor «Rauchen» oder «Übergewicht» ist nicht unabhängig zu sehen, sondern hält uns einen Spiegel vor, in dem wir uns selbst und unser Handeln erkennen. Vielleicht verschleiern wir mit dem Schlagwort «Risikofaktor» auch deshalb diese Zusammenhänge, um den Blick nicht auf uns selbst zu richten und uns nicht mit unseren Lebenshintergründen beschäftigen zu müssen …

---

auf unterschiedliche Weise. Wie seit langem bekannt, haben jüngere Frauen ein wesentlich geringeres Risiko für die genannten Krankheiten als gleichaltrige Männer, während sich nach den Wechseljahren die Erkrankungshäufigkeit beider Geschlechter annähert. Das Krankheitsrisiko für Frauen steigt also in der zweiten Lebenshälfte sehr viel stärker an als in der ersten.

Welche Rolle spielen die Hormone? Viele Zusammenhänge bei der Entstehung von Arteriosklerose sind noch nicht vollständig bekannt – so auch die genaue Rolle der Hormone. Ebenso wie bei der Osteoporose stellen sie *einen* Einflussfaktor unter vielen dar. Dies ist eigentlich selbstverständlich, da den Hormonen bei allen Vorgängen im Organismus eine wichtige Funktion zukommt – die sich allerdings in den einzelnen Lebensabschnitten wandeln kann.

Untersuchungen scheinen darauf hinzuweisen, dass Östrogene den Stoffwechsel auf unterschiedliche Weise günstig beeinflussen, indem sie z.B. das HDL-/LHL-Cholesterin-Verhältnis und den Zuckerstoffwechsel verbessern und die Gefäße erweitern. Aber auch eine Vielzahl anderer Faktoren beeinflusst diese Stoffwechselvorgänge, sodass die Hormone auch hier – ebenso wie bei der Osteoporose – nur als ein Faktor unter vielen anzusehen sind.

Über den Zusammenhang zwischen Ernährung und Fettaufnahme siehe S. 79 ff.

> **Erkrankungshäufigkeit und Lebensweise**
>
> Nach Angaben des Statistischen Bundesamts in Wiesbaden aus dem Jahre 2003 verstarben 162 210 Männer und 234 412 Frauen an Herz-Kreislauf-Erkrankungen. Der Trend zu diesen Erkrankungen ist rückläufig, dennoch verursachen sie bei Menschen mittleren Alters 40 bis 50 Prozent aller Todesfälle.
>
> Weltweit lassen sich große Unterschiede in der Erkrankungshäufigkeit beobachten, aber auch innerhalb Europas und Deutschlands gibt es deutliche regionale Abweichungen. Der Nordosten weist eine deutlich höhere Rate auf als der Südwesten. Darin spiegeln sich hauptsächlich Unterschiede im Lebensstil sowie in den sogenannten sozio-ökonomischen Bedingungen, zu denen auch seelische Umstände, Umwelteinflüsse und konstitutionell-genetische Faktoren gehören.
>
> Diese Zusammenhänge sollen zeigen, dass die Rolle der weiblichen Geschlechtshormone nicht isoliert betrachtet werden kann. Wenn Herz-Kreislauf-Erkrankungen – dazu gehören Bluthochdruck, Herzinfarkt, Schlaganfall, koronare Herzkrankheiten und indirekt auch Diabetes mellitus – in der westlichen Welt eine Spitzenposition einnehmen, lässt die Häufigkeit ihres Auftretens keinen Zweifel daran, dass unsere Lebensführung mit ungesunder Ernährung, Bewegungsmangel, Zigaretten- und Alkoholkonsum und hoher seelischer Belastung einen entscheidenden Anteil daran hat.
>
> Letztlich liegt immer ein «Herz-Kreislauf-Versagen» vor, wenn der Mensch stirbt und sein Herz zu schlagen aufhört – auch wenn ganz andere Krankheiten für seinen Tod ausschlaggebend waren. Auch dies muss man im Umgang mit Statistiken und Zahlen bedenken.

Die Rolle des «Risikofaktors» Stress

Selbst intensive und lang andauernde Arbeit wird nicht als Stress empfunden, wenn sie Freude macht. Wenn allerdings das gleiche Arbeitspensum mit Unzufriedenheit oder Überforderung einhergeht, *Stress – Raubbau an Körper und Seele?*

84 Besondere Krankheitsneigungen

kann dies hochgradigen Dauerstress bedeuten. Jede Form von Stress, sei er körperlicher oder seelischer Natur, hat etwas mit Überforderung, Unterdrückung, Verleugnung, Verzweiflung und Hoffnungslosigkeit zu tun. Es ist nachgewiesen, dass Herzerkrankungen, hoher Blutdruck und eine Schwächung des Immunsystems die Folge sind.

Die Belastungs-grenze sinkt in den Wechseljahren

Es ist nicht immer leicht, die eigene Belastungsgrenze wahrzunehmen – zu sehr lasten auf uns Verpflichtungen und Erwartungen und zu stark sind wir in Alltagsaufgaben eingebunden. Eine so deutliche äußere und innere Veränderung wie in den Wechseljahren könnte und sollte Anlass sein, die gegebenen Lebensverhältnisse zu hinterfragen und nach Möglichkeit zu ändern (siehe «Notwendige Bilanz» auf S. 85).

Was kann ich zur Selbststärkung tun?

Neben einer gesünderen Ernährung, mehr Bewegung und einer Gewichtsnormalisierung sollte das Rauchen aufgegeben werden. Es ist ein Risikofaktor für alle vorher bereits genannten Krankheiten und Symptome, einschließlich Hitzewallungen und Schlafstörungen.

- *Weißdorn* (*Crataegus*)-Tinktur ist eine altbekannte Pflanzenzubereitung zur Stärkung des Herzens, der Stabilisierung des Herzrhythmus, zur Vorbeugung gegen hohen Blutdruck und Arteriosklerose.
- *Knoblauch* ist ebenfalls ein altbewährtes, sehr wirksames Hausmittel zur Unterstützung von Blutdruck, Fettstoffwechsel und Zuckerstoffwechsel.
- *Zitronenmelisse* (täglich als Tee) kräftigt das Herz.
- *Löwenzahnwurzel* (als Tinktur) begünstigt ein Absinken des Blutdrucks und eine Normalisierung des Fettstoffwechsels.

Die Einnahme von Vitamin E, niedrig dosierter *Acetylsalicylsäure* (*ASS, Aspirin*) sowie Hormonsubstitution als vorbeugende Maßnahmen sollte mit Ihrer Ärztin/Ihrem Arzt abgesprochen werden.

> **Notwendige Bilanz**
>
> Wann komme ich an meine Grenzen? Will und kann ich so weitermachen?
>
> Es erfordert Mut, diese Fragen zu stellen, um die eigene Belastungsgrenze wahrzunehmen – und noch mehr Mut, sie zu beantworten. Aber sie können uns dabei helfen, dass wir zwischen Wichtigem und Unwichtigem in unserem Lebensalltag unterscheiden lernen. Seelische Belastungen, die wir uns «zu Herzen nehmen», führen auf die Dauer zu organischen Erkrankungen, wenn wir sie nicht auf seelischer Ebene lösen können. Deshalb ist eine Bilanz erforderlich, die aufzeigt, wo selbst eine Änderung herbeigeführt werden kann und wo unter Umständen eine ärztliche oder psychotherapeutische Begleitung notwendig ist.

Vorbeugung von Herz-Kreislauf-Erkrankungen

Wie schon im Zusammenhang mit Osteoporose deutlich wurde, kann keine Tablette eine sinnvolle Lebensführung ersetzen. Außerdem sind Verhaltensänderungen, die jeder selbst vornehmen kann, nicht nur zur Vorbeugung gegen eine spezielle Krankheit sinnvoll. Sie können die Gesundheit und das Wohlbefinden in vieler Hinsicht verbessern. Man schätzt, dass 50 bis 90 Prozent (je nach Untersuchung) der Herz-Kreislauf-Erkrankungen durch Veränderungen der Lebensgewohnheiten zu vermeiden wären.

Ernährung

Nach allem, was wir wissen, ist das in der Nahrung enthaltene Cholesterin weniger gefährlich als dasjenige, das der Organismus selbst erzeugt. Bei der Ernährung ist daher weniger auf den Cholesteringehalt, als auf den Anteil an gesättigten Fettsäuren zu achten. Tierische Fette in Fleisch, Wurst, Milch, Eiern und Käse, die reich an gesättigten Fettsäuren sind, regen den Körper nämlich dazu an, eigenes Cholesterin zu erzeugen.

Achten Sie auf eine insgesamt fettarme Ernährung mit einem hohen Anteil an *einfach* ungesättigten Fettsäuren, wie sie insbesondere in Oliven- und Erdnussöl enthalten sind. Öle, die *mehrfach* ungesättigte Fettsäuren enthalten, wie Maiskeimöl, Distel- und Sojaöl, sind zwar

86 *Besondere Krankheitsneigungen*

günstig im Rahmen der Atherosklerose-Vorbeugung, können aber unter Umständen das Immunsystem schwächen. Insgesamt ist eine fettarme Kost mit geringem tierischem Anteil empfehlenswert, deren Fettgehalt nicht mehr als 20 Prozent der täglichen Kalorienmenge ausmachen sollte. (Mehr zu einer gesunden Ernährung siehe S. 115 ff.).

Körperliche Aktivität

Ähnlich wie bei der Osteoporose-Vorbeugung sollte auch zur Vermeidung von Herz-Kreislauf-Erkrankungen ein wöchentliches Trainingspensum von drei Stunden nicht unterschritten werden. Dadurch verringert sich das Herzinfarkt-Risiko um 50 Prozent, das Brustkrebsrisiko um ca. 30 Prozent und Sie erhöhen Ihre Knochendichte um etwa 5 bis 6 Prozent. Eine 1998 veröffentlichte Studie zeigt, dass eine fettreduzierte Diät eigentlich erst in Begleitung von regelmäßigem körperlichem Training eine deutliche Auswirkung auf die HDL- und LDL-Cholesterin-Anteile hat. Gleichzeitig kann eine Gewichtsnormalisierung erreicht und damit ein weiterer eigenständiger Risikofaktor ausgeschaltet werden.

Krebserkrankungen – die große Sorge beim Älterwerden

Diagnose «Krebs» – eine Welt bricht zusammen

Nichts wird mehr gefürchtet als die Diagnose «Krebs» – weiß man doch, dass diese Krankheit nachhaltig in die Biographie eines jeden eingreift. Im Gegensatz zu den meisten anderen chronischen Erkrankungen, die ja auch mit Schmerzen und starken Belastungen einhergehen können, stellt sich dabei immer die Frage nach der Sterblichkeit – selbst wenn die Aussichten auf Genesung günstig sind – und berührt damit existenzielle Fragen nach Leben und Tod, Krankheit und Heilung.

Was ist Krebs?

Unter dem Oberbegriff Krebs verstehen wir die bösartige Entartung des Gewebes einzelner Organe, z.B. der Brust, des Magens oder des Kehlkopfes. Typisch dafür ist das ungesteuerte, ungehemmte Wachstum der Zellen, auch über die Organgrenzen hinweg, und die Fähigkeit, über die Blutbahn oder die Lymphbahnen in andere Körperregionen zu gelangen und dort Tochtergeschwülste (Metastasen) zu bilden.

Krebserkrankungen – die große Sorge beim Älterwerden **87**

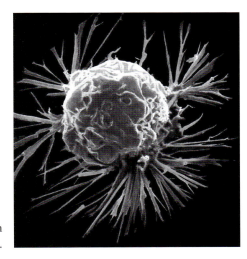

Krebszelle unter dem Elektronenrastermikroskop.

Manche Krebsarten – wie bestimmte Formen von Prostatakrebs oder Gebärmutterkrebs – wachsen langsam, sind nicht aggressiv und damit gut heilbar. Andere vergrößern sich rasch und neigen früh zur Streuung – wie das Melanom (der sogenannte «schwarze» Hautkrebs) und bestimmte Brustkrebsformen. Sie sind wesentlich schwieriger zu bekämpfen.

Formen von Krebs und Ursachen seiner Entstehung

An der Entstehung von Krebs können Viren beteiligt sein, aber auch äußere Faktoren wie bestimmte Chemikalien, Arzneimittel- oder Nahrungsbestandteile, UV-Licht und Rauchen. Für einige Krebsformen des Darms und der Brust spielen auch Erbfaktoren eine Rolle. Auch seelische Einflüsse können über den Umweg einer Beeinträchtigung des Immunsystems an der Entstehung von Krebs mitwirken.

Für den weitaus größten Teil der Krebserkrankungen lassen sich allerdings keine eindeutigen «Ursachen» benennen. Sie können in gewisser Weise als «Zeitkrankheit» gelten und spielen heute eine ähnliche Rolle wie die großen Seuchen des 19. Jahrhunderts, Tuberkulose und Cholera, oder noch früher die Pest. Das Wort «Zeitkrankheit» hat auch insofern seine Berechtigung, als darin anklingt, dass an ihrer Entstehung unsere spezifischen, kulturbedingten Lebensformen beteiligt sind.

Die Häufigkeit von Geschwulstbildungen – sowohl gutartigen als auch bösartigen – nimmt generell mit dem Älterwerden zu. Im Zu-

Besondere Krankheitsneigungen

Krebsrisiko in den Wechseljahren

sammenhang mit den Wechseljahren richtet sich die Aufmerksamkeit hauptsächlich auf Brustkrebs, Gebärmutterkörperkrebs, Gebärmutterhalskrebs, Eierstockskrebs und Darmkrebs. Auf Vor- oder Frühstufen dieser Krebsarten wird bei der jährlichen Krebsvorsorgeuntersuchung bei Ihrer Frauenärztin/Ihrem Frauenarzt besonders geachtet.

Brustkrebs

Die Sorge der meisten Frauen in den Wechseljahren gilt vor allem dem Brustkrebs. Er bedroht Leben und weibliche Identität in besonderer Weise und ist deshalb am meisten gefürchtet.

Wie aus der neben stehenden Statistik abzulesen ist, steigt die Zahl der Brustkrebserkrankungen mit dem Älterwerden erheblich an. Nach Ablauf eines Zeitraums von etwa zehn Lebensjahren hat sich ihre Häufigkeit verdoppelt. 80 Prozent der Erkrankungen treten nach dem 50. Lebensjahr auf.

Mit dem Alter steigt das Risiko

Bei etwa 80 Prozent der Patientinnen, die an Brustkrebs erkranken, lässt sich keine familiäre Vorbelastung feststellen. Nur bei ungefähr 13 Prozent gab es Fälle von Krebs in der Familie, ohne dass er aber direkt weitervererbt wurde. Insgesamt erkranken nur etwa 5 Prozent der Frauen an einem sogenannten genetisch bedingten, also erblichen Brustkrebs.

Risikofaktoren für Brustkrebs

Abgesehen von einer familiären Veranlagung, die aber nur für einen geringen Teil der von Brustkrebs betroffenen Frauen ausschlaggebend ist, lassen sich keine Risikofaktoren nachweisen, deren ursächlicher Zusammenhang mit dem Entstehen der Krankheit vergleichbar eng ist wie z.B. der von Rauchen und Lungenkrebs. Einige Umstände scheinen sich jedoch ungünstig auf die Erkrankungshäufigkeit auszuwirken, ohne dass man dafür eine genaue Erklärung hat. Aus den nachfolgend genannten Faktoren ergibt sich allerdings nur eine relative Risikoerhöhung von nicht mehr als 1 bis 2 Prozent:

- Früher Eintritt der Periode (vor dem 12. Lebensjahr) und später Eintritt der Menopause (nach dem 55. Lebensjahr),
- späte Schwangerschaft oder Kinderlosigkeit,
- es wurde nicht gestillt.

Einen weiteren Anstieg der Häufigkeit von Brustkrebserkrankungen bewirken äußere Einflüsse wie:

- fettreiche Ernährung,
- Übergewicht,
- Alkoholkonsum,
- Umwelt- und Strahlenbelastungen.

Vermutlich haben diese Faktoren einen besonders starken Einfluss, wenn sie schon im Jugendlichenalter wirksam waren bzw. schon früh zu Lebensgewohnheiten geworden sind.

Risikofaktoren in der Statistik

Es ist nicht immer einfach, mit Zahlen, Risikofaktoren und Statistiken richtig umzugehen. Oft verleiten sie zu falschen Schlüssen und fast immer sind sie interpretationsbedürftig, besonders dann, wenn sie auf den Einzelfall bezogen werden. Folgendes Beispiel soll zeigen, dass eine Beurteilung des individuellen Brustkrebsrisikos nicht ohne weiteres von statistischen Ergebnissen abgeleitet werden kann.

Das *Gesamtrisiko,* an Krebs zu erkranken, gibt die Krankheitshäufigkeit in der Gesamtbevölkerung an, unabhängig davon, ob ein individuelles Risiko besteht oder nicht (z.B. Brustkrebs in der mütterlichen Linie). Bei Brustkrebs beträgt es auf alle Frauen in Europa und in den USA bezogen etwa 10 Prozent. Durchschnittlich erkrankt also etwa jede zehnte Frau. Liegen im Einzelfall keine besonderen Risiken vor, kann diese Zahl ein höheres individuelles Risiko vorgaukeln, als es im Einzelfall besteht. Denn eine Frau ohne erkennbare Risikofaktoren erkrankt mit einer Wahrscheinlichkeit von etwa 3,3 Prozent, also erheblich seltener als der allgemeine Durchschnitt suggeriert.

Andererseits kann auch das persönliche Risiko als zu niedrig eingeschätzt werden, wenn man von dem Wert ausgeht, der als Gesamtrisiko angegeben wird. Eine Frau, deren Mutter und Schwester an Brustkrebs erkrankt sind, hat ein relatives Risiko von 13,6 Prozent, also höher als das Durchschnittsrisiko (*Angaben nach Dr. Susan Love*).

Fakten, Fakten, Fakten

Brustkrebsrisiko bei Frauen in den USA

Alter	Gesamtrisiko	bei erblicher Vorbelastung*
40 Jahre	0,5%	16%
50 Jahre	2%	59%
60 Jahre	4%	77%
70 Jahre	7%	82%
80 Jahre	10%	86%

* Mutation des BRCA1 Gens

Verfahren in der Früherkennung

Die meisten Knoten in der Brust werden weder durch bildgebende Verfahren (siehe S. 93) noch durch gezielte Selbstuntersuchung entdeckt. Viele Frauen bemerken sie ganz zufällig beim Baden und Duschen, bei der Liebe oder beim Eincremen. Der Knoten ist dann schon mindestens 1 cm groß und hat eine lange (oft jahrelange) Entwicklungsgeschichte.

Selbstuntersuchung und Ultraschall

Bis zum 40. Lebensjahr sollte die Brust, wenn keine speziellen Risiken vorliegen, vorwiegend abgetastet und eventuell mittels Ultraschall untersucht werden. Es ist zwar fraglich, ob durch die Selbstuntersuchung ein Tumor im Frühstadium entdeckt wird, aber die Vertrautheit mit dem eigenen Körper – auch in die wechselnde Festigkeit der Brust während des Zyklus – und das Vertrauen in ihn führen zu einer besseren äußeren und inneren Wahrnehmung von Warnzeichen.

Eine Möglichkeit, das Abtasten der Brust systematisch zu üben, bietet die sogenannte Mammacare®-Methode. Mithilfe eines Videos und eines Brustmodells, das Knoten in unterschiedlichen Wachstumsstadien aufweist, soll die Voraussetzung für eine Früherkennung bei der Selbstuntersuchung verbessert werden (Bezug über jede Apotheke). Bei regelmäßigem Üben mit dem Modell kann die eigene Tastsensibilität deutlich verfeinert werden.

Nicht jeder Knoten ist ein Tumor

Nicht bei jedem Knoten muss es sich gleich um einen Tumor handeln. Zysten – harmlose flüssigkeitsgefüllte Hohlräume im Gewebe –

> **Was Sie unbedingt wissen sollten …**
>
> Durch folgende Maßnahmen können Sie Ihr persönliches Brust-krebsrisiko herabsetzen:
>
> - Fettarme Ernährung, mit der Sie so frühzeitig wie möglich beginnen sollten; auf Vollkorn-Getreide, Blattkohlarten, Brok-koli und Mangold achten (reich an Beta-Carotin) sowie auf Aprikosen, Kiwi, Nüsse, Spargel und kalt gepresste pflanzli-che Öle zur Unterstützung des Vitamin C- und Vitamin E-Be-darfs (siehe S. 119).
>
> - Bewegung (wie bereits zur Vorbeugung von Osteoporose und Herz-Kreislauf-Erkrankungen erwähnt; siehe S. 85 f.).

können sich ebenso anfühlen. Mittels Ultraschall lassen sie sich besonders gut darstellen und in vielen Fällen von einem soliden Ge-wächs unterscheiden. Häufig gibt eine Ultraschalluntersuchung auch Hinweise auf die gut- oder bösartige Eigenschaft eines Tumors.

Bei einem konkreten Verdacht auf Brustkrebs müssen natürlich auch alle anderen Untersuchungsverfahren eingesetzt werden.

Mammographie

Die Mammographie als Röntgenuntersuchung der Brust ist das einzige Verfahren, das bei der Brustuntersuchung als sog. Screening-verfahren anerkannt ist. Das heißt, mit dieser Methode werden die meisten Veränderungen in der Brust frühzeitig erkannt. Alle anderen Verfahren haben nur den Charakter einer Zusatzuntersuchung. Eine Röntgenuntersuchung der Brust ist für viele Frauen unangenehm und wirft immer wieder die Frage nach ihrem Nutzen und dem Risiko durch Strahlung auf. Vielfach wird befürchtet, dass durch das Zusam-mendrücken der Brustdrüse oder durch die Strahlenbelastung Brust-krebs ausgelöst oder zum Wachsen angeregt werden könnte.

Mammographie-screening

Es gibt ein neues Programm zur Brustkrebsfrüherkennung, das sog. «Mammographiescreening». Bundesweit werden darin alle Frauen zwischen 50 und 70 Jahren schriftlich zur Mammographie eingeladen. Die Untersuchungen finden in Screeningeinheiten statt, die in größe-ren Röntgeninstituten oder Kliniken stehen. Die Geräte entsprechen hohen Qualitätsstandards und das Personal wird speziell geschult. Es

92 Besondere Krankheitsneigungen

ist nicht mehr vorgesehen, dass Frauen von ihren Frauenärzten/innen zur Mammographie überwiesen werden. Ausgenommen sind Frauen mit speziellen Risiken, bereits durchgemachter Brustkrebserkrankung und natürlich die Frauen unter 50 Jahren und über 70 Jahren. Für diese Altersgruppen gelten die früheren Regeln und eine individuelle Entscheidung.

Das Screeningprogramm ist natürlich nicht Pflicht, das heißt, die Teilnahme ist freiwillig. Es ist ein staatliches Angebot, dass der Kritik an der Qualität der deutschen Früherkennung Rechnung trägt.

Dieses ganze Programm kann sehr kritisch gesehen werden. Es gibt eine Reihe von namhaften Veröffentlichungen, die einen Effekt auf die Senkung der Brustkrebssterblichkeit anzweifeln, jedoch einen sprunghaften Anstieg von überflüssigen, sog. Abklärungsuntersuchungen vorhersagen. Außerdem können die Frauen in dem Programm gar nicht so umfänglich über Sinn und Unsinn der Untersuchung aufgeklärt werden, dass sie eine eigene Entscheidung treffen können. Darüber hinaus ist eine sinnvolle Kommunikation zwischen Röntgenärzten/innen, Frauenärzten und Hausärzten nicht vorgesehen. Es ist also besonders wichtig, dass Frauen ihre eigenen Ärzte/innen fragen und zu Rate ziehen. Erst die kommenden Jahre werden zeigen, ob dieses Programm eine Zukunft hat.

Ab welchem Alter ist Mammographie sinnvoll?

Es ist heute unumstritten, dass das Risiko einer Schädigung durch Strahlenbelastung bei Mammographien nach dem 35. Lebensjahr vernachlässigt werden kann. Es ist wesentlich niedriger als das stetig an-

---

Die Wahrnehmung für Körpersignale steigern

Die regelmäßige Selbstuntersuchung der Brust dient dem Vertrautwerden des eigenen Körpers. Eine starre Technik ist eigentlich abzulehnen, weil sie bei vielen Frauen eher Unsicherheit und Ängstlichkeit hervorruft. Jede Brust fühlt sich eher unregelmäßig und auch leicht knotig an, weil das Drüsengewebe aus einzelnen Läppchen zusammengesetzt ist. Wer sich mit den eigenen «Knubbeln» vertraut macht und seine Wahrnehmung für Körpersignale steigert, kann auch tatsächliche Veränderungen früher wahrnehmen.

Krebserkrankungen – die große Sorge beim Älterwerden

> **Welche Untersuchungen sind aussagekräftig?**
>
> Zu den wichtigsten bildgebenden Verfahren bei der Brustkrebs-untersuchung gehören Ultraschalluntersuchung, Mammographie, Kernspin-Mammographie und Szinti-Mammographie. Sie bilden jeweils unterschiedliche Eigenschaften des Gewebes ab und stellen deshalb auch keine echten Alternativen dar. Sie können sich nur gegenseitig ergänzen und in ihrer kombinierten Anwendung die Zuverlässigkeit der Untersuchung erhöhen.
>
> Mit Hilfe von Ultraschall sieht man z.B. andere Gewebsanteile als bei einer Mammographie. Ultraschalluntersuchungen eignen sich besonders gut für jüngere Frauen, bei denen das Brustgewebe noch sehr dicht ist und dadurch besser den Schall reflektiert. Für Röntgenstrahlen ist dichtes Gewebe eher ein Hindernis. Je höher der Fettanteil in der älter werdenden Brust ist, desto aussagekräftiger wird die Mammographie (Röntgenuntersuchung) im Vergleich zum Ultraschall. Wird bei diesem Verfahren eine Gewebsveränderung in der Brust entdeckt, bei der es sich um einen Tumor handeln könnte, müssen unter Umständen weitere Verfahren angewendet werden, um möglichst zuverlässig zwischen «gutartig» und «bösartig» unterscheiden zu können. Letzte Sicherheit erlangt man erst durch eine Gewebeprobe aus der Brust.

steigende Brustkrebsrisiko. Wer in den Wechseljahren auf eine solche Untersuchung verzichtet, sollte gute Gründe dafür haben, weil sonst unter Umständen ein erhöhtes Brustkrebsrisiko in Kauf genommen wird. Andererseits sollten bei jungen Frauen natürlich keine überflüssigen Mammographien durchgeführt werden. Mit diesem Verfahren ist ein Tumor durch das in diesem Alter noch dichte Gewebe der Brust nur schlecht zu erkennen.

Wer sich zur Mammographie entschlossen hat, sollte wissen, dass eine einmalige Untersuchung wenig sinnvoll ist. Erst in regelmäßigen Abständen durchgeführt, können Veränderungen in der Brust erfasst werden. Es gibt Studien, nach denen bei Frauen über 50 durch eine regelmäßige Untersuchung die Früherkennungsrate deutlich ansteigt.

Einmal und nie wieder? – Nur regelmäßige Untersuchungen sind sinnvoll!

94 *Besondere Krankheitsneigungen*

> **Lassen Sie sich nicht von einer generellen Krebsangst mitreißen!**
>
> Brustkrebs ist in unserem westlichen Kulturkreis keine Seltenheit. Je nach persönlichem Risiko sind zwischen 2 und 10 Prozent aller über 50-jährigen Frauen davon betroffen. Sieht man von einer familiären Belastung und von Erbfaktoren ab, die aber für weniger als ein Viertel der Frauen von Bedeutung sind, gibt es nur allgemeine, äußere und durchaus vermeidbare Risiken.
> Es kommt immer auf den Einzelfall an, wie sich eine äußere Belastung unter bestimmten individuellen Bedingungen auswirkt. Körperliche, seelische und geistige Voraussetzungen sind bei jedem Menschen anders, jeder verfügt schließlich über eine einmalige körperliche Konstitution und ein ganz bestimmtes Temperament. Deshalb machen sich auch äußerliche und familiäre Belastungen auf ganz verschiedene Weise bemerkbar.
> Grund genug, sich nicht von einer generellen Krebsangst mitreißen zu lassen. Niemand sollte seine Brust als potentielles Krebsorgan ansehen; wir sollten liebevoll und bewusst mit uns selbst und unserem Körper umgehen. Dies kann die Widerstandsfähigkeit gegen Krebs und andere Erkrankungen am wirkungsvollsten steigern.

Man schätzt, dass etwa 30 Prozent der Tumorerkrankungen im Frühstadium, noch bevor sie tastbar sind, durch Mammographie entdeckt werden könnten. Bei Frauen zwischen 40 und 50 Jahren ist dieser Effekt bereits fraglich und unterhalb dieses Alters keinesfalls mehr gegeben.

Jede Frau muss gemeinsam mit ihrer Ärztin/ihrem Arzt festlegen, welche Untersuchungsmethoden in ihrer Situation eingesetzt werden sollen und ob eine Mammographie sinnvoll oder gar notwendig ist. Ich empfehle sie meinen Patientinnen unter 40 Jahren nur in Risikofällen und bei unklaren Befunden. Zwischen dem 40. und 50. Lebensjahr bespreche ich ausführlich die Vor- und Nachteile einer Mammographie und Sonographie und lasse die Patientin selbst mitentscheiden.

Wichtig ist es, auch ältere Frauen über 70 Jahre darauf aufmerksam zu machen. Häufig besteht der Irrglaube, das Krankheitsrisiko werde in diesem Alter wieder geringer.

Keines der bildgebenden Verfahren liefert ein hundertprozentig zuverlässiges Ergebnis. Es kommt immer wieder vor, dass ein Tumor nicht erkannt wird, weil er kein typisches Merkmal von Bösartigkeit aufweist. Dennoch ist bei Anwendung aller möglichen Verfahren eine richtige Diagnose in mehr als 90 Prozent der Fälle möglich. Letzte Sicherheit bringt jedoch nur eine Gewebsentnahme aus der Brust.

Erst eine Gewebeprobe bringt endgültige Sicherheit

Gebärmutterkörperkrebs

Für die bösartige Entartung der Schleimhaut im Inneren der Gebärmutter (Endometrium) ist es typisch, dass sie erst nach den Wechseljahren auftritt, am häufigsten zwischen dem 65. und dem 75. Lebensjahr. Das Gesamtrisiko einer Erkrankung bei über 50-jährigen Frauen beträgt etwa 3 Prozent und ist damit geringer als bei Brustkrebs. In jüngeren Jahren ist sie eher selten, weil die Gebärmutterschleimhaut während der Periode regelmäßig abgestoßen wird.

Gebärmutterkrebs (Corpuskarzinom, Endometrium-Karzinom) gehört zu den eher langsam wachsenden Krebsarten und ist bei rechtzeitiger Erkennung in mehr als 93 Prozent aller Fälle heilbar. Auch hier bilden Übergewicht und Zuckerkrankheit Risikofaktoren, ebenso eine lang andauernde Östrogentherapie.

Starke und ungewöhnliche Blutungen nach der Menopause können auf Gebärmutterkrebs hindeuten. Es können natürlich auch andere Gründe vorliegen, gerade deshalb sollte immer eine Abklärung durch die Ärztin / den Arzt erfolgen. Sie erfolgt durch eine Probenentnahme aus der Schleimhaut (Biopsie) bzw. durch eine Ausschabung (Abrasio). Dem kann eine Ultraschalluntersuchung der Schleimhautdicke der Gebärmutter vorausgehen, die Hinweise auf Wucherneigungen gibt.

Hauptsymptom: Blutungen nach der Menopause

Gebärmutterhalskrebs

Gebärmutterhalskrebs (Zervixkarzinom, Collumkarzinom) kann man durch den sogenannten «Krebsabstrich» bei der Vorsorgeuntersuchung schon früh erkennen und damit wirkungsvoll bekämpfen. Da

Keine Gefahr bei regelmäßiger Vorsorge!

96 *Besondere Krankheitsneigungen*

Regelmäßige Vorsorgeuntersuchungen!

Gebärmutterhalskrebs ist vermeidbar, wenn die Möglichkeiten zur Früherkennung konsequent genutzt werden. Gehen Sie deshalb regelmäßig zur Vorsorgeuntersuchung (wenn Sie die Pille und andere Hormonpräparate einnehmen, sind zwei Untersuchungen im Jahr sinnvoll). Als vorbeugende Maßnahme empfiehlt sich eine Verbesserung des Scheidenmilieus durch rezeptfrei erhältliche Scheidenzäpchen, die *Milchsäure* enthalten, Sitzbäder in *Brennnesselextrakt* und die Anwendung von *Majoran-Gel*. Letzteres erhöht generell die Widerstandsfähigkeit gegenüber äußeren Einflüssen.

---

er in einem für das bloße Auge und auch für das Mikroskop zugänglichen Bereich entsteht, können schon die Vorstufen entdeckt werden, aus denen sich später ein Krebs entwickeln kann (ein sogenanntes «carcinoma in situ»). Das Frühstadium des Krebses tritt meist im Alter von 40 bis 50 Jahren auf. Die Diagnosegipfel in Deutschland liegen bei 35 bis 39 Jahren sowie 60 bis 64 Jahren.

Regelmäßige Vorsorgeuntersuchungen machen es möglich, auch bei altersbedingt ansteigendem Krebsrisiko gelassen in die Zukunft zu schauen.

Ein Virus als Krebsursache? Risikofaktoren wie Übergewicht und Rauchen spielen bei der Entstehung von Gebärmutterhalskrebs nur eine geringe Rolle. Von größerer Bedeutung ist eine bestimmte Gruppe weit verbreiteter Viren, sog. Humanes Papilloma-Virus (HPV) mit über 100 verschiedenen Untergruppen. In 99,7 % der an Gebärmutterhalskrebs erkrankten Frauen wurden solche Viren nachgewiesen, und zwar bestimmte Risikountergruppen, genannt «high risk Viren». Diese Untergruppen kann man heute mittels eines Abstriches vom Gebärmutterhals feststellen. Es ist allerdings ein solcher Virusabstrich nur erforderlich, wenn leichte Zellveränderungen auftreten. Der Organismus ist in der Lage, den größten Teil dieser Viren von allein zu überwinden, eine gezielte Therapie ist nicht möglich. Normalerweise verschwinden die Viren und auch die möglichen Zellveränderungen im Laufe eines Jahres. Während dieser Zeit sollten Abstrichkontrollen alle 3 Mo-

Krebserkrankungen – die große Sorge beim Älterwerden **97**

nate durchgeführt werden. Nur wenn der Zell- und Virusnachweis bestehen bleibt oder sich verschlechtert, sind weitere Maßnahmen erforderlich.

Ab dem Jahre 2007 wird aller Wahrscheinlichkeit nach ein Impfstoff gegen einen Teil der Risikoviren zur Verfügung stehen. Über die Sinnhaftigkeit einer solchen Impfung, die besonders für junge Mädchen empfohlen wird, muss man dann im Einzelfall entscheiden.

Kann eine Impfung vorbeugen?

Eierstockskrebs (Ovarialkarzinom)

Die bösartige Entartung von Eierstocksgewebe ist eine sehr gefürchtete Krebsart, die jedoch deutlich seltener als z.B. Brustkrebs auftritt. 1,4 Prozent aller Frauen sind davon betroffen, am häufigsten zwischen dem 60. und 70. Lebensjahr. Ungefähr vier Prozent der Patientinnen sind Frauen, in deren Familie Verwandte ersten Grades (Mutter, Tochter, Schwester) erkrankt sind und in der eine Häufung bestimmter Krebsarten zu beobachten ist.

Gefürchtet, weil schwer zu erkennen

Wie kann die Widerstandskraft gestärkt werden?

Mit dem Älterwerden wird der Umgang mit der Zeitkrankheit Krebs immer wichtiger. Wir sind stärker darauf angewiesen, unsere Weiblichkeit zu beachten, zu beobachten und zu pflegen. Vieles in unserem Verhalten beruht auf Gewöhnung oder Bequemlichkeit. Die Wechseljahre sollten als Aufforderung verstanden werden, Gewohnheiten umzustellen, von denen wir wissen, dass sie der Gesundheit nicht zuträglich sind.

Auch unsere seelische Gesundheit will wahrgenommen und gepflegt sein, genauso wie die Entwicklung unserer Persönlichkeit und Individualität. Gerade bei der Krebserkrankung erleben wir die intensive Auseinandersetzung zwischen der Außenwelt und unserem Immunsystem, mit dessen Hilfe unser Körper fremde Einflüsse abwehrt, als Ausdruck unserer Individualität. Und je gesünder und ausgewogener wir mit uns selbst umgehen, desto widerstandsfähiger sind wir gegen krankhafte Einflüsse von außen.

Besondere Krankheitsneigungen

Die Früherkennung des Eierstockskrebses ist schwierig, weil die Eierstöcke tief im Beckenraum verborgen liegen und der Tumor erst im fortgeschrittenen Stadium Beschwerden macht. Außerdem kommt es häufig schon in einem sehr frühen Stadium, wenn der primäre Tumor noch sehr klein ist, zu einer Streuung der Krebszellen. Die Eierstöcke sind mit Ultraschall recht gut zu beurteilen. Ob die regelmäßigen Ultraschalluntersuchungen wirklich zu einer verbesserten Früherkennung führen, wird erst die Zukunft zeigen.

Offenbar scheint die Unterdrückung des Eisprungs das Risiko einer Erkrankung herabzusetzen. Die Antibaby-Pille dürfte hier also – neben allen nicht zu vergessenden Risiken – einen positiven Effekt ausüben.

Dickdarmkrebs

Eine der häufigsten Krebserkrankungen

Die bösartige Entartung der Schleimhaut des Dickdarms (colo-rektaler Tumor) soll hier nur am Rande erwähnt werden, denn Diagnose und Therapie werden nicht vom Gynäkologen durchgeführt, sondern liegen in der Hand des Hausarztes und der entsprechenden Darmspezialisten. Als eine der häufigsten Krebserkrankungen der älter werdenden Frau – sie steht an zweiter Stelle nach dem Brustkrebs – sollte sie unbedingt in die Früherkennung und Vorsorge mit einbezogen werden. Neben familiärer Veranlagung scheint eine fettreiche, ballaststoffarme Ernährung die Entstehung von Dickdarmkrebs sehr zu begünstigen, sodass eine entsprechende Eigenvorbeugung durch Veränderung der Essgewohnheiten (siehe S. 115 ff.) sinnvoll ist.

Myome, Polypen, Wucherungen

Gutartige Wucherungen in der Gebärmutter und ihre Auswirkungen

Wie schon ausgeführt, neigt der älter werdende Organismus stärker zu Wucherungen durch ungeregeltes Wachstum. Auf der Haut beobachtet man eine Zunahme von Warzen, pigmentierten Leberflecken, blau-rötlichen Gefäßwucherungen (Angiome) oder Fettgeschwulsten (Lipome).

Auch an unterschiedlichen Stellen der Gebärmutterwand kann es zu gutartigen Geschwulstbildungen kommen (siehe Abb. S. 99).

Myome, Polypen, Wucherungen

Etwa 30 Prozent der Frauen entwickeln Myome, Wucherungen der Muskulatur, meist der Gebärmutterwand (Muskelwand = Myometrium). Sie kommen sehr häufig vor, treten gewöhnlich ab Mitte 30 auf und sind im Prinzip harmlos. Je nach Sitz können sie unterschiedliche Symptome hervorrufen. Entwickeln sie sich mehr nach innen in Richtung Gebärmutterhöhle, können sie Blutungsstörungen, Zwischenblutungen oder sehr starke und lange Periodenblutungen mit Abgang von Klumpen verursachen. Wachsen sie mehr nach außen, können sie ab einer bestimmten Größe Druck auf Blase oder Darm erzeugen und dadurch zu Beschwerden führen.

Das Hauptproblem bei Myomen ist ihre Wachstumsneigung. Sie können von wenigen Millimetern bis zur Größe eines Fußballs anwachsen. Nach den Wechseljahren bilden sie sich wieder um etwa ein Drittel bis zur Hälfte zurück. Wenn Beschwerden ausbleiben, bedürfen Myome keiner besonderen Behandlung. Es gibt einige Naturheilmittel, mit denen das Wachstum gebremst werden kann:

Gefahr durch übermäßiges Wachstum

- Berberis, Planta tota/Urtica urens Tbl.
- Berberis/Uterus comp. Glob.
- Quarz D15–D30 Trit.

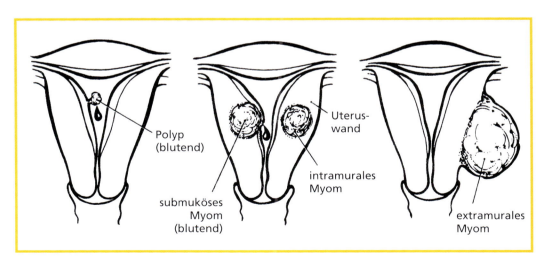

Gutartige Geschwulstbildungen am Uterus.

100 *Besondere Krankheitsneigungen*

> **Wann ist eine ärztliche Untersuchung unbedingt erforderlich?**
>
> In den Wechseljahren werden Blutungsstörungen immer häufiger. Dabei ist es oft nicht leicht, ihre Ursache festzustellen. Sie kann harmlos sein, es kann sich aber auch um einen Hinweis auf ernsthafte Erkrankungen handeln. Es kommen Störungen der Hormonbildung, Medikamenteneinnahme, Myome, Polypen oder auch Krebs in Frage. Bei Blutungen, die öfter als alle 20 Tage auftreten, länger als 8 Tage anhalten oder ungewöhnlich stark und schmerzhaft sind, ist eine ärztliche Untersuchung unbedingt erforderlich.

Treten Beschwerden auf, hilft nur die operative Entfernung, entweder des Knotens bzw. der Knoten oder aber der gesamten Gebärmutter. Bei nicht behandelbaren Blutungen ist dies manchmal der einzige Ausweg.

Polypen   *Polypen* sind gutartige Wucherungen der Schleimhaut. Sie entstehen in der Nase, im Darm, in der Gallenblase und auch in der Gebärmutter. Bei Ultraschalluntersuchungen sind sie – ebenso wie Myome – recht gut zu erkennen. Auch sie können starke Blutungen und Schmerzen während der Periode verursachen und sollten durch einen Eingriff (Hysteroskopie) entfernt werden. Dabei wird unter örtlicher Betäubung ein schmales Sichtröhrchen durch die Scheide in die Gebärmutter geschoben und der Polyp ergriffen und abgetragen. Anschließend erfolgt in der Regel eine Ausschabung (Abrasio), bei der die restliche Schleimhaut entfernt wird. Sowohl Polyp als auch Schleimhaut werden nach diesen Eingriffen auf Bösartigkeit untersucht.

Beckenboden- und Blasenschwäche

Mit dem Älterwerden verliert das Bindegewebe an Elastizität. Auch der sogenannte «Beckenboden», das Gewebe, das unseren Körper nach unten hin abschließt und nur die Öffnungen für die Harnröhre, die Scheide und den After freilässt, bleibt davon nicht verschont. Man kann den Beckenboden deutlich spüren, wenn man auf einem ungepolsterten Stuhl sitzt und Scheide und After zusammenzieht. Durch Geburten, durch intensive körperliche Belastung wie Heben und Tragen, durch starkes Pressen bei häufiger Stuhlverstopfung oder ständiges Husten bei Asthma oder Rauchen kann der Beckenboden überlastet oder überdehnt werden.

Mögliche Beschwerden

Dies verursacht lange Zeit keinerlei Beschwerden, besonders wenn in jüngeren Jahren das Gewebe noch sehr elastisch ist. Erst mit zunehmendem Alter kann es zu einem Druckgefühl im Becken kommen, zu häufigen, ziehenden Schmerzen in den Leisten und zu einem Druckgefühl in der Scheide. Häufig wölben sich die Scheidenwände und treten aus dem Scheideneingang hervor. Gelegentlich senkt sich auch der Muttermund bis an den Scheideneingang und verursacht ein störendes Fremdkörpergefühl.

Wölbt sich vor allem die vordere Scheidenwand, führt dies zu häufigem Harndrang, weil die Blase nach unten gezogen und manchmal auch nicht mehr vollständig entleert wird. Wenn sich die hintere Scheidenwand stärker wölbt, ist auch der Darm von der Senkung betroffen. Stuhlentleerungsstörungen können die Folge sein. Oft staut sich der Stuhl direkt oberhalb des Afters und lässt sich trotz Stuhldrang nicht herauspressen. Alle diese Erscheinungen werden unter dem Begriff «Beckenbodensenkung» oder einfach «Senkung» zusammengefasst. Eine besonders unangenehme Begleiterscheinung ist der unwillkürliche Urinverlust (Harninkontinenz), der bei über 30 Prozent aller Frauen um die Fünfzig auftritt. Das Problem verschlimmert sich mit dem Älterwerden, gelegentlich tritt auch ein unkontrollierter Abgang von Darmgasen oder Stuhl hinzu.

Die für die Problematik in den Wechseljahren maßgebenden Inkontinenzformen lassen sich in drei größere Gruppen einteilen:

Stressinkontinenz

Bei dieser häufigsten Form der Inkontinenz (mit über 50 Prozent aller Inkontinenzfälle) kommt es zu ungewolltem Harnabgang bei einer plötzlichen Belastung wie Husten, Niesen, Lachen oder Springen, ohne dass man häufiger die Toilette aufsuchen müsste als gewöhnlich. Im fortgeschrittenen Stadium kann Stressinkontinenz auch schon bei ganz geringen Belastungen oder sogar im Liegen auftreten. Ursachen

Harninkontinenz bei plötzlicher Belastung

dafür sind die «klassische» Senkung bei überdehnter, untrainierter Muskulatur und eine Veränderung des Harnröhrenwinkels.

Dranginkontinenz

Bei etwa 10 Prozent aller Inkontinenzfälle tritt die sogenannte Dranginkontinenz auf. Am häufigsten liegt ihr eine Störung der Muskel- oder Nervenaktivität der Blase oder der Harnröhre zugrunde. Bei Harndrang muss sofort die Toilette aufgesucht werden, weil sich die Blase sonst unkontrolliert entleert. Meist werden jedoch nur kleinere Urinmengen ausgeschieden, obwohl sich der Harndrang unvermittelt und sehr heftig bemerkbar macht.

Kombinierte Stress- und Dranginkontinenz

Bei etwa 30 Prozent der Inkontinenzfälle liegt eine Kombination von Senkungsproblematik und Störung der Muskelaktivität vor.

Für die Behandlung der Inkontinenz ist eine möglichst genaue Unterscheidung dieser drei Formen notwendig. Dies geschieht mittels einer «urodynamischen» Untersuchung, die entweder vom Urologen oder von spezialisierten Fachambulanzen der Frauenkliniken durchgeführt wird. Dabei wird mit Ultraschall und gezielten Röntgenuntersuchungen genau festgestellt, wann Harndrang auftritt, wie sich die Blase entleert und wann der unwillkürliche Harnabgang einsetzt.

Beckenboden-gymnastik

Am Anfang jeder Therapie für alle Formen steht die *Beckenbodengymnastik*. Alle Übungen haben das Ziel, die Muskulatur des Beckenbodens bewusst wahrzunehmen und das willkürliche Zusammenziehen bestimmter Abschnitte zu trainieren. Unterstützend können andere Muskelgruppen mitgeübt werden. Dieses Training ist besonders bei Stressinkontinenz oder der gemischten Form zu empfehlen.

Miktionstraining und Heileurythmie

Bei der Dranginkontinenz kommt das *Miktionstraining* in Frage. Dabei wird versucht, auf die Abstände und die Art der Urinentleerung (Miktion) Einfluss zu nehmen. Im Gegensatz zur Stressinkontinenz können dabei auch bestimmte Medikamente hilfreich sein. *Heileurythmie* ist eine ausgezeichnete Hilfe, wenn die Schwere im unteren Organismus überwiegt. Die Therapie wird einzeln oder in Gruppen durchgeführt.

Beckenboden- und Blasenschwäche **103**

> **Beckenbodengymnastik**
>
> Die folgenden Übungen sollen Sie in die Lage versetzen, ihren Beckenboden bewusst wahrzunehmen und zu kräftigen. Wenn Sie sie alle beherrschen, können Sie sich unabhängig von der hier vorgeschlagene Reihenfolge ein eigenes Trainingsprogramm zusammenstellen oder die Übungen auch einzeln ausführen, wenn sich gerade eine Gelegenheit bietet.

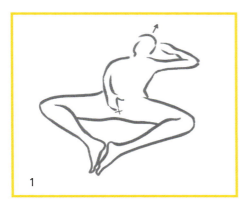

1 Legen Sie sich auf eine bequeme Unterlage und nehmen Sie die in der Abbildung gezeigte Position ein. Eine Hand liegt zwischen den Beinen, mit Ihrem Mittelfinger sollten Sie den Damm berühren. Versuchen Sie, den Damm nun mit einer kräftigen Muskelanspannung in den Körper hineinzuziehen, bis Sie Muskelzuckungen in der Leiste spüren.

2 Berühren Sie mit dem einen Mittelfinger die Körpermitte an der Schamhaargrenze, mit dem anderen die Stelle über dem Steißbein, wo die Gesäßspalte beginnt. Ziehen Sie nun den Beckenboden zusammen und versuchen Sie, mit Ihren Fingern die Bewegung der Muskulatur des äußeren Beckenbodens zu ertasten, die eine achterförmige Schlinge um die Körperöffnungen bildet.

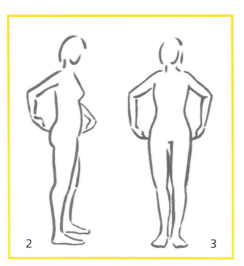

3 Berühren Sie mit den Fingerspitzen die Stelle über dem Hüftgelenk, wo der Oberschenkel ansetzt. Beim Zusammenziehen des Beckenbodens können Sie die Bewegung der Muskulatur des mittleren Beckenbodens spüren, die sich fächerartig von einer Hüfte zur anderen erstreckt.
Setzen Sie nun Ihre Fingerspitzen etwa 10 cm tiefer auf den Oberschenkel. Wenn Ihre Finger bei der Kontraktion des Beckenbodens noch immer eine Muskelspannung spüren, haben Sie die innere Schicht des Beckenbodens aktiviert, die sich von der Wirbelsäule her in die Oberschenkel hinein fortsetzt.

104 Besondere Krankheitsneigungen

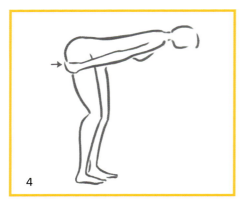

4 Stellen Sie sich mit ganz leicht gespreizten Beinen aufrecht hin. Ziehen Sie den Beckenboden zusammen, strecken Sie die Wirbelsäule und neigen Sie den Oberkörper, wobei der Rücken gerade bleibt. Beide Hände umfassen nun mit festem Griff die Gesäßbacken. Suchen Sie mit den Fingern die Sitzknochen. Wenn Sie sie gefunden haben, drücken Sie mit dem Mittelfinger kräftig darauf. Beim Loslassen und wieder Anziehen des Beckenbodens können Sie ertasten, wie sich die Sitzknochen aufeinander zu bewegen.

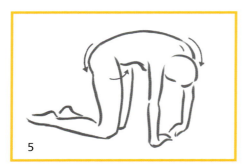

5 Stellen Sie sich auf alle viere, die Arme sollten senkrecht, die Knie hüftweit auseinander sein. Spannen Sie den Beckenboden kräftig an, während der Rücken möglichst entspannt bleibt. Dehnen Sie nun den Rücken nach vorn in Richtung Scheitel, dann nach hinten in Richtung Steißbein. Versuchen Sie nun, ruckartig den Beckenboden noch weiter anzuspannen, während der Rücken in gedehnter, entspannter Haltung verbleibt. Bewegen Sie das Becken nach oben zum Bauchnabel hin, wobei Sie einen Katzenbuckel machen.

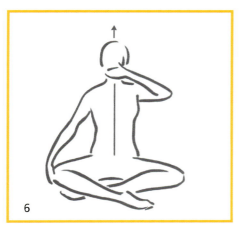

6 Setzen Sie sich im Schneidersitz mit dem Rücken zur Wand. Spannen Sie die Muskulatur des Beckenbodens an, rollen Sie den Rücken Wirbel für Wirbel von unten nach oben an der Wand entlang und strecken Sie den Kopf nach oben, ohne ihn nach hinten fallen zu lassen.

Beckenboden- und Blasenschwäche 105

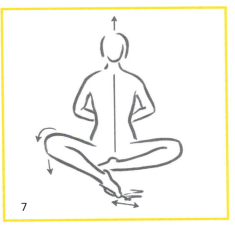

7 Bleiben Sie im Schneidersitz mit dem Rücken zur Wand. Das rechte Bein ist weniger stark abgewinkelt als das andere. Halten Sie zwischen dem großen und dem benachbarten Zeh einen Bleistift und malen Sie auf einem dafür vorbereiteten großen Blatt Papier. Dabei sorgt Ihre rechte Hand dafür, dass das rechte Knie möglichst weit unten bleibt. Die Außenseite des rechten Fußes bleibt in Bodenberührung.

8 Für diese Übung benötigen Sie eine Sitzgelegenheit mit gerader Oberfläche. Bevor Sie sich langsam niedersetzen, spannen Sie den Beckenboden an und versuchen Sie beim Niederlassen, die Spannung der Muskulatur im Oberschenkel wahrzunehmen.

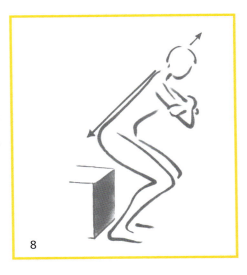

9 Sie befinden sich nun wieder im Schneidersitz. Bringen Sie Ihren Rücken in gerade Position und dehnen Sie ihn nach oben. Abwechselnd den Beckenboden anspannen und wieder loslassen. Nun dürfen Sie ein Bein aufstellen, den Beckenboden auf derselben Seite anspannen und versuchen, die entsprechende Gesäßhälfte anzuheben.

(Übungen nach Benita Cantieni)

106 *Besondere Krankheitsneigungen*

Medikamentöse Anwendungen

Bei starker Scheidentrockenheit im Zusammenhang mit Inkontinenz oder Harnröhrenreizung sind vaginale Anwendungen von *Vitamin E-haltigen Ölen* (Weizenkeimöl) oder auch *Östrogensalben* eine gute Ergänzung zur Beckenbodengymnastik. Allein jedoch können sie die Probleme meist nicht beheben.

Speziell bei *Stressinkontinenz* können folgende Präparate die Wirkung der Übungen unterstützen:

- *Prunus spinosa e floribus 5 % Oleum* (morgens auf Blasengegend und Damm),
- *Senecio comp. Glob.* (zur Festigung des Bindegewebes),
- *Stannum met. praep. Trit. D8–D10*,
- *Nierentonikum* (Kräftigung und Rhythmisierung der Ausscheidungsprozesse).

Bei starker Inkontinenz:

- *Aurum/Apis regina comp. Glob.* (bei starker seelischer Stresskomponente mit depressiver Stimmungslage),
- *Cantharis comp. Glob.*,
- *Staphisagria Tropfen D10–D12*,
- *Johanniskrautöl* äußerlich auf die Blasengegend geben.

Weitere Hilfsmittel

Es gibt zusätzlich zu den Trainingsübungen Verstärkungen über *Biofeedback-Geräte*, die anzeigen, ob die richtigen Muskelgruppen aktiviert werden. Auch *Reizstrombehandlungen* können von Vorteil sein. Ein günstiger Trainigseffekt kann auch durch die Verwendung von *Vaginalkonen* erreicht werden. Dies sind eine Art Tampons aus Kunststoff von unterschiedlichem Gewicht. Sie müssen in der Scheide festgehalten werden und kräftigen dadurch auf Dauer die Muskulatur des Beckenbodens.

Ein gutes, individuelles Therapieangebot, das die verschiedenen Methoden sinnvoll kombiniert, ist selten. Es gibt zwar eine Reihe von Untersuchungen über ihre Wirkungsweise, in der Praxis muss sich jede Frau ein auf ihre Bedürfnisse zugeschnittenes Trainingsprogramm mühsam zusammenstellen. Hier ist noch viel «Entwicklungsarbeit» zu leisten.

Beckenboden- und Blasenschwäche **107**

Eine Operation sollte nur bei Stressinkontinenz oder bei bestimmten kombinierten Formen erfolgen, jedoch immer erst dann, wenn gymnastische Übungen und Beckenbodentraining auch bei konsequenter Anwendung keinen zufriedenstellenden Erfolg bringen. Bei einer Dranginkontinenz ist eine Operation nicht angebracht.

Wann ist eine Operation notwendig?

Eine gründliche Voruntersuchung muss zeigen, welches der unterschiedlichen Operationsverfahren das richtige ist. Leider ist der Erfolg eines operativen Eingriffs nicht immer zufriedenstellend und manchmal auch nicht von Dauer. Unter Umständen tritt nach einigen Jahren erneut eine Senkung auf. Schließlich wird durch eine Operation nicht die Qualität des Gewebes verbessert, sondern nur die Lage der Organe verändert. Es können Raffungen des Scheidengewebes durchgeführt werden (Scheidenplastik) – oder die Blase und Scheide werden nach oben verlagert, indem sie an feste Bänder im Becken gleichsam «angeheftet» werden.

Was geschieht bei einem operativen Eingriff?

Eine Entfernung der Gebärmutter ist fast immer nötig. Häufig ist sie zwar nicht die Hauptursache einer Senkung, aber da sie in die Mitte des Beckenbodens quasi «eingespannt» ist, hat ein operativer Eingriff ohne diese Maßnahme nicht die erhoffte Wirkung. Mit den heutigen Operationsverfahren und den verbesserten Narkosemöglichkeiten sind solche Eingriffe bis ins hohe Alter möglich.

Das Einsetzen von Scheidenpessaren, Ringen oder auch Würfeln hat nur dann einen Sinn, wenn eine Operation aus gesundheitlichen Gründen nicht in Frage kommt. Diese Hilfsmittel verhindern ein zu starkes Hervortreten der Scheidenwände oder der Gebärmutter.

Scheidenpessare

«… und was wird aus meinem Sexualleben?»

Scheiden- und Gebärmuttersenkungen haben keinen Einfluss auf das sexuelle Empfinden. Gelegentlich kann ein Fremdkörpergefühl störend sein, aber das ist eher die Ausnahme. Viel stärker macht sich hier die Scham oder die Unsicherheit, ob alles noch «normal» ist, bemerkbar. Wenn durch Geburten die Scheide sehr weit geworden ist, kann das Empfinden beider Partner geringer werden – aber auch das ist die Ausnahme. Allerdings fördert ein elastischer und kräftiger Beckenboden das sexuelle Empfinden deutlich – ein weiterer Grund, die zuvor gezeigten Übungen zu empfehlen.

108 *Besondere Krankheitsneigungen*

> **Zusammenfassung**
>
> Senkungszustände und Harninkontinenz sind keine eigentlichen Wechseljahreserkrankungen, sie treten aber mit zunehmendem Alter verstärkt in Erscheinung und fordern – nicht zuletzt durch die beschränkten Möglichkeiten einer medikamentösen Behandlung – eine aktive Auseinandersetzung mit dem eigenen Körper und dem Phänomen des Älterwerdens geradezu heraus. Folgende Maßnahmen können ergriffen werden:
>
> - Beckenbodengymnastik und Miktionstraining,
> - Vaginalkonen,
> - Vitamin E- und Östrogensalbe als Ergänzung,
> - Reizstrombehandlung, Biofeedback.
>
> Eine Operation sollte als der Weisheit letzter Schluss angesehen werden, wenn selbst nach konsequenter Anendung aller anderen Methoden keine Besserung erreicht wurde.

Depressionen

Die verschiedenartigen Veränderungen während der Wechseljahre bilden einen guten Nährboden für Krisen und Verstimmungen. Viele Frauen leiden unter Lustlosigkeit und Antriebsmangel und spüren, dass ihre Toleranzgrenze sinkt und die seelische Ausgleichsfähigkeit nachlässt. Auch das Gefühl der Überlastung, Unzufriedenheit oder Ängste können dazu führen, dass die kleinsten Probleme im Alltag die Seele erschüttern. Eine depressive Gesamtstimmung macht sich breit.

Stimmungstief oder krankhaft depressiv? Diese psychische Labilität während der Wechseljahre wird unter dem Aspekt des Rhythmusverlustes verständlich (siehe S. 46 f.), weil die seelische Ausgleichsfähigkeit vorübergehend stark beeinträchtigt ist. Lebenssituationen, die sonst souverän gemeistert werden, erscheinen plötzlich als unüberwindbares Hindernis. Je intensiver die körperliche oder seelische Belastung, desto stärker kommt das seelische Befinden aus dem Gleichgewicht.

Depressionen 109

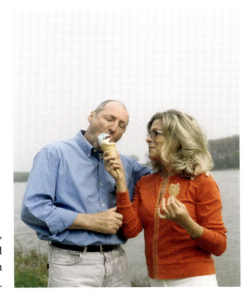

Wechseljahre sind kein Grund, Trübsal zu blasen. Gerade bei Krisen und Verstimmungen sollten Sie nach Gelegenheiten suchen, die Freuden des Lebens zu genießen.

Eine depressive Stimmungslage oder Stimmungsschwankungen dürfen aber nicht mit echten Depressionen im psychiatrischen Sinne verwechselt werden, die in keinem Zusammenhang mit hormonellen Veränderungen stehen. Andererseits sind die Übergänge zu einer echten Depression fließend, sodass die Situation unter Umständen einer fachärztlichen Einschätzung bedarf. Wenn Sie das Gefühl haben, in eine tiefe Lebenskrise zu geraten und den Boden unter den Füßen zu verlieren, sollten Sie das Gespräch mit Ihrer Ärztin/Ihrem Arzt suchen. Auch lang andauernde Schlaflosigkeit, nicht erklärbare, ständige unbestimmte Schmerzen oder zunehmende Ängste im «normalen» Alltagsleben sollten beim Arztbesuch angesprochen werden.

Seelischer Aufruhr und Absturz müssen jedoch nicht immer nur als etwas Negatives erlebt werden. Wir sehen dies so einseitig, weil uns der Alltag keine Fluchtmöglichkeit und keinen Raum für Entgleisungen lässt. Aber wir sollten uns diesen Raum vielleicht schaffen und versuchen, die Intensität der Gefühlsveränderungen auch zu erleben und dabei etwas über uns zu lernen, auch über die Abgründe unserer Seele und die darin lauernden Ängste. Eine so tief greifende Wandlung

Sind sie reif für die Insel?

wie die Wechseljahre kann kaum ohne einschneidende seelische Erschütterung erfolgen. Es ist also besser, ihnen bewusst zu begegnen und nicht auszuweichen.

Möglichkeiten zur Selbsthilfe:

- Häufiger Aufenthalt im Sonnenlicht, in dieser Situation als Alternative auch mal ein Sonnenstudio besuchen,
- Tanz- oder Massagetherapie, um Wut und angestauten Ärger loszuwerden,
- *Johanniskrauttee* und/oder -*kapseln* über mehrere Wochen hinweg einnehmen,
- *Salbeitee,*
- Körperliche Aktivität (z. B. *Aerobic, Eurythmie*) nach dem Aufstehen,
- *Vitamin B-Komplex, Kalzium* und *Zink* können hilfreich sein (entsprechende Präparate gibt es in Reformhäusern und Apotheken),
- Hormonsubstitution hat gelegentlich gute Effekte bei depressiver Stimmungslage, ist aber keinesfalls ein Mittel gegen echte Depressionen, sondern kann diese sogar verschlimmern,
- Biographiearbeit, Frauengruppen, Selbsthilfegruppen.

Bei länger andauernden depressiven Zuständen sollte unbedingt eine Fachärztin/ein Facharzt aufgesucht werden.

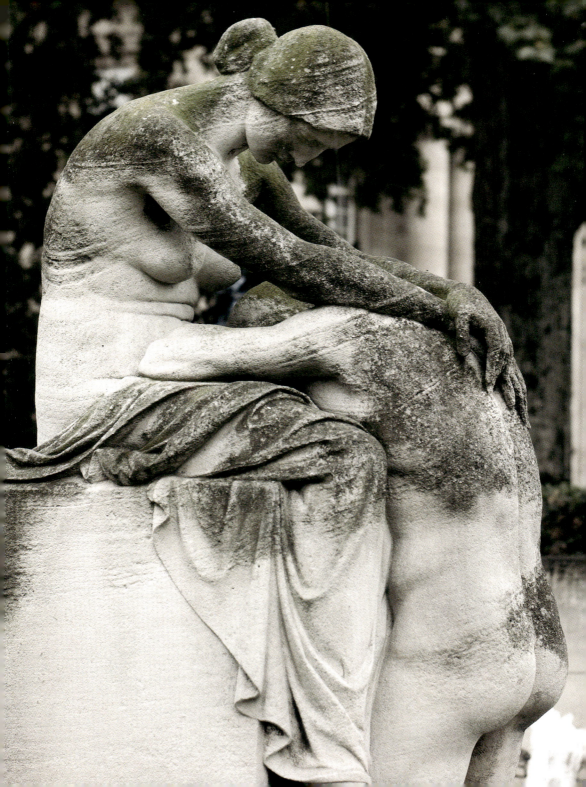

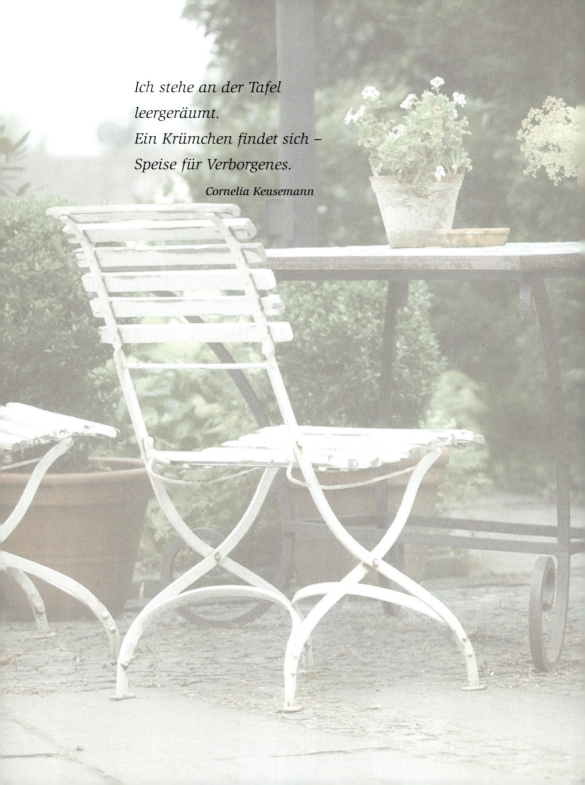

*Ich stehe an der Tafel
leergeräumt.
Ein Krümchen findet sich –
Speise für Verborgenes.*

Cornelia Keusemann

Behandlungsmöglichkeiten

Wechseljahre kommen nicht aus heiterem Himmel. Dennoch gehen viele Frauen unvorbereitet in diese Lebensphase. Wir können uns auf den bevorstehenden Wechsel einstimmen und sollten uns sorgfältig mit der veränderten Lebenssituation vertraut machen. Schließlich versuchen wir ja auch, unsere Töchter auf Menstruation und Pubertät vorzubereiten. Genaue Kenntnisse helfen dabei, Ängste zu überwinden und dem Leben jenseits der Vierzig seine vielen positiven Seiten abzugewinnen.

Damit Sie sich in der Fülle der unterschiedlichen Therapieangebote besser zurechtzufinden, sollen hier die wichtigsten Behandlungsmethoden und ihre Wirkungsweise vorgestellt werden. Wo es sinnvoll und möglich ist, werden Anregungen zur Selbsthilfe gegeben.

Eigeninitiative und Selbsthilfe bei der Vorbeugung

Informationen sammeln – der erste Schritt zu einer Entscheidung

Jede Eigeninitiative und Selbsthilfe beginnt mit dem Sammeln von Informationen. Sie sollten so zahlreich und so umfassend wie möglich sein. Es gibt keine übertragbaren Rezepte, keine allgemein gültige «Therapie», keine Norm. Viele Möglichkeiten stehen offen, viele Wege können durch die drei unterschiedlichen Phasen – Prämenopause (Vorbereitung), Menopause (Wechsel) und Postmenopause (Neuland) – beschritten werden.

Dabei kann es immer wieder zu einer Neuorientierung, zu Korrekturen und neuen Entscheidungen kommen – durch den Austausch mit erfahrenen Freundinnen, mit dem Partner oder der Partnerin oder mit Hilfe der Ärztin oder des Arztes. Es ist auch möglich, Unterschiedliches auszuprobieren, zu experimentieren und daraus zu lernen.

Die folgenden Abschnitte sollen Anregungen zur Selbsthilfe sowie einen Überblick über bestehende Hilfs- und Behandlungsmöglichkeiten geben. Dabei kann natürlich kein Anspruch auf Vollständigkeit erhoben werden – jede Frau sollte diese Sammlung von Hinweisen durch ihre eigenen Erfahrungen ergänzen.

Auf der Suche nach ewiger Jugend?

Die Hormonersatztherapie (HET), so der offizielle Ausdruck, wird heute als «größte medizinische Errungenschaft der letzten 30 Jahre» gefeiert und bis auf wenige Ausnahmen für jede Frau empfohlen. Auch in der Öffentlichkeit und in den Medien wird sie so euphorisch und kritiklos propagiert, dass es fast wie ein Versäumnis erscheint, wenn eine Ärztin oder ein Arzt sie nicht empfiehlt oder eine Frau sie nicht annimmt. Deshalb möchte ich hierzu eine breite Informationsgrundlage bieten. Jede Frau sollte gerade zu diesem Thema mit einem guten Hintergrundwissen ausgerüstet sein, um sich ganz individuell entscheiden zu können und nicht einer Fremdbestimmung oder einem kollektiven Zwang ausgeliefert zu sein. In den nächsten Jahren wird sicher noch vieles an Wissen und Erfahrung hinzukommen – wir sind aufgerufen, uns weiter auf dem Laufenden zu halten.

> **Ein Moment zum Nachdenken**
>
> Im englischen Sprachraum bezeichnet das schöne Wort «crone» die ältere, weise Frau. In ihm klingt für uns die «Krone» mit – und dies könnte die Krönung unseres Lebens bedeuten, das Ziel unserer Entwicklung. Die Wechseljahre können ein Schritt auf dem Weg dorthin sein.

Ernährung

Die Anforderungen an ein hochwertiges Nahrungsmittel gehen weit über seine rein stoffliche Zusammensetzung hinaus. Bereits der Genuss, den uns der Verzehr einer schmackhaft zubereiteten Mahlzeit verschaffen kann, zeigt deutlich, dass es beim Essen um mehr als nur um die Aufnahme einer ganz bestimmten Nahrungsmenge mit ganz bestimmten Inhaltsstoffen in einer ganz bestimmten Kombination geht. Allein die Summe der Zutaten bestimmt noch lange nicht die Qualität der Ernährung. Deshalb sind die Mengenangaben einzelner Bestandteile für den täglichen Bedarf (z.B. 1 000 mg Kalzium am Tag usw.) für sich genommen nicht sehr aussagekräftig. Sie können allenfalls helfen einem bestimmten Mangel vorzubeugen.

Das Ganze ist mehr als die Summe seiner Teile

Mit unserer Nahrung – ihrer Auswahl, ihrer Menge, ihrer Qualität – wirken wir sowohl auf unser körperliches und seelisches Befinden als auch auf unsere geistige Regsamkeit ein. Ein Kind benötigt eine andere Ernährung als ein Erwachsener, ein kranker Mensch eine andere als ein gesunder, und wer körperliche Schwerstarbeit leistet, muss sich anders ernähren als jemand, der ausschließlich am Computer sitzt. Natürlich bezieht sich Ernährung im weiteren Sinne nicht nur auf die Stoffe, die unser Organismus zum Leben braucht, sondern auch auf seelische Nahrung und geistige Anregung.

Die Qualität der Nahrung ist entscheidend für das Wohlbefinden

In den Wechseljahren findet eine Wandlung statt, eine Metamorphose, die die leibliche, seelische und geistige Seite unseres Daseins umfasst. Die Ernährung muss alle diese Aspekte berücksichtigen. Es gibt keine spezielle Ernährung für die Wechseljahre – bisher jedenfalls noch nicht –, aber wir können doch gewisse Grundlagen entwickeln, die jede Frau nach ihren eigenen Bedürfnissen variieren kann.

Seelische und geistige Nahrung

116 Behandlungsmöglichkeiten

Vitamin	wichtig bei	enthalten in
A	nachlassender Sehkraft, Hautproblemen, Schleimhauterkrankungen	Aprikosen, Spinat, Salat, Möhren, Milchprodukten, Eiern, Leber
B 6	Störungen im Gewebestoffwechsel	Vollkornbrot, Weizenkeimen, Hülsenfrüchten, Obst, Gemüse, Kartoffeln, Milch, Eiern, Seefisch, Fleisch, Leber
B 12	Blutarmut, Nervosität	Eiern, Milchprodukten, Leber, Fleisch
C	Müdigkeit, Zahnfleisch- erkrankungen, Infektionsanfälligkeit	Hagebutten, Sanddorn, Erdbeeren, Kiwi, Zitrusfrüchten, Paprika, Frischgemüse, Kartoffeln
D	Kalkmangel, Störungen im Knochenstoffwechsel	Seefisch, Butter, Eigelb, Hefe, Gemüse, Getreide
E	Anregung der Stoffwechselprozesse	Nüssen, Pflanzenfett, Getreidekeimlingen
H	Appetitmangel, Muskelschmerzen, Übererregbarkeit	Leber, Hefe, Reiskleie, Blumenkohl, Hafer, Eigelb, Molke

Regelmäßige Mahlzeiten sind gesünder   Gerade in Zeiten des Wachstums, der Wandlung und der Krankheit ist besonders auf rhythmische Prozesse zu achten. Sämtliche Lebensprozesse vollziehen sich in rhythmischen Intervallen, auch der Verdauungsvorgang. Dieser aktive, Kräfte verbrauchende Prozess kann besser und vollständiger bewältigt werden, wenn wir uns auch bei der Nahrungsaufnahme den rhythmischen Gegebenheiten anpassen. Das bedeutet in erster Linie, dass wir regelmäßig und mit der nötigen Ruhe essen. Viele unserer heutigen Gewohnheiten – nebenbei essen beim Zeitunglesen, am Computer, vor dem Fernseher, ganz zu schweigen von der um sich greifenden «Imbisskultur» – führen zu einer vollkommen unkontrollierten und unvollständigen Nahrungszufuhr, die den Körper deutlich belastet. Hastiges Essen zu wechselnden Zeiten ist mit Sicherheit krankheitsfördernd.

Natürlich ist auf die Qualität der Nahrungsmittel zu achten. Heute werden bei der Bodendüngung und chemischen Schädlingsbekämpfung zur Schönung, Geschmacksverbesserung und Haltbarmachung eine Fülle von Chemikalien, Antibiotika und Hormonen, radioaktive Bestrahlung und Begasung eingesetzt. Die langfristigen Folgen sind sehr schwer abzusehen – man kann aber von einer zusätzlichen gesundheitlichen Belastung ausgehen, die verkraftet werden muss. Möglichst unbehandelte oder aus biologisch-dynamischem Anbau stammende Frischkost ist vorgefertigten oder konservierten Nahrungsmitteln vorzuziehen, auch den tiefgekühlten, in der Mikrowelle aufgetauten Mahlzeiten.

Auf Qualität achten!

Ein großer Teil unserer Nahrung wird aus Pflanzen gewonnen – aus Getreide, Gemüse, Obst und Kräutern. Sie liefern uns alle wichtigen Bausteine des Lebens – Kohlenhydrate, Fette, Eiweiß, Mineralstoffe

Pflanzen sind mehr als nur Nährstofflieferanten

Zurückhaltung mit der Zufuhr künstlicher Vitamine

Bei ausgewogener Ernährung kann eigentlich kein Vitamin- oder Mineralstoffmangel auftreten. Ausnahmen können durch besondere Situationen mit erhöhtem Bedarf entstehen, z.B. bei Schwangerschaft, bei Einnahme der Anti-Baby-Pille, nach Infektionskrankheiten, bei Krebs und Tuberkulose. Ob die Ernährung wirklich als «ausgewogen» gelten kann, wird aber nicht nur von der Summe und dem Verhältnis der Inhaltsstoffe bestimmt. Die Qualität der Nahrungsmittel, die Zusammensetzung einer Mahlzeit, der Zeitpunkt des Essens und der körperliche und seelische Zustand des Essenden spielen ebenfalls eine wichtige Rolle.

Im Allgemeinen sollte man mit der Zufuhr künstlicher Vitamine und Mineralstoffe sehr zurückhaltend sein. Ebenso ist der Nutzen von Zusätzen in Säften, Joghurt, Cornflakes usw. eher fragwürdig – besonders für Kinder, für die sie häufig angepriesen werden.

118 *Behandlungsmöglichkeiten*

und Salze. Eine pflanzliche (vegetarische) Ernährung, ergänzt durch Milchprodukte und Eier, deckt den Ernährungsbedarf des Menschen vollkommen.

Verdauung ist mehr als die Zerkleinerung der Nahrung

Verdauung bedeutet mehr als nur die Aufspaltung der Lebensmittel in ihre einzelnen Substanzen wie Fette, Zucker, Kalzium oder andere chemische Bestandteile. Je nach Art der Nahrung werden beim Verdauungsprozess ganz verschiedene Organsysteme zur Tätigkeit angeregt. Die einzelnen Pflanzenbestandteile – Wurzel, Stengel, Blatt, Blüte, Frucht und Samen – wirken dabei in ganz unterschiedlicher Weise.

Mit der Aufnahme von *Wurzelgemüse* wie Möhren, Sellerie, rote Beete, Rettich, Schwarzwurzeln oder Pastinaken wirkt man besonders anregend auf die Tätigkeiten des *Nerven-Sinnes-Systems*, also des Gehirns, der Sinnesorgane und der Nervensubstanzen. Mit *Blatt- und Stengelgemüse* wie z.B. Kohl, Salate, Spargel regen wir die sogenannten *rhythmischen Vorgänge* an, die besonders im Herzen, den Atmungsorganen und dem Blutkreislauf stattfinden. Mit den *Frucht- und Samenpflanzen* – dazu gehören Obst, Getreide, Gurken, Tomaten und Kürbis – wirken wir besonders auf die Organe des *Stoffwechsels* ein – auf Darm, Harn- und Geschlechtsorgane, Leber, Milz – und den Muskel-Stoffwechsel der Gliedmaßen.

Auswahl und Zubereitung der Nahrung

Auch die Art der Zubereitung gehört zu den wesentlichen Qualitätsmerkmalen der Nahrung. Bei der Verdauung kann sie den Organismus in einer gesunden Weise anregen, sie kann ihn aber auch träge und krankheitsanfällig machen. Kochen macht die Nahrung zwar leichter verdaulich, durch «verkochen», also stundenlanges köcheln oder warm halten, verliert sie aber Vitamine. Rohkost regt die Verdauung sehr stark an, kann aber einen «empfindlichen» Darm belasten und statt der aufbauend-erfrischenden Wirkung auch Völlegefühl und Blähungen hervorrufen.

Vollkornkost ist Weißmehlprodukten immer vorzuziehen. Dabei ist es nicht unbedingt nötig, zu schwerem Brot mit ganzen Körnern zu greifen; für eine empfindliche Verdauung gibt es auch Weizenvollkornbrot oder -brötchen.

Jeder muss bei sich selbst beobachten, was ihm bekömmlich ist, was bläht, was den Schlaf stört oder was «auf den Magen schlägt».

Milchprodukte

Seit der Mensch Ackerbau und Viehzucht betreibt, sind Milch und ihre Produkte ein fester Bestandteil unserer Ernährung. Heute wird

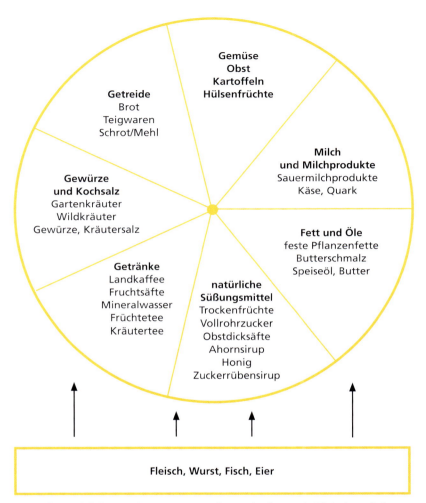

Die sieben wichtigsten Gruppen von Lebensmitteln sowie Fleischprodukte

überwiegend Kuhmilch verwendet, natürlich gibt es aber auch Ziegen-, Schafs- und Stutenmilch. Milch, Joghurt, Buttermilch, Käse und Quark enthalten ebenfalls sämtliche lebenswichtigen Bausteine der Nahrung – Kohlenhydrate, Fett, Eiweiß und Mineralien – allerdings in einem anderen Verhältnis als pflanzliche Kost.

Mineral-stoff	Aufgabe im Organismus	Mangel äußert sich	Überschuss äußert sich	Vorkommen	Empfohlene Zufuhr	Bemerkungen
Kalzium	Aufbau von Knochen und Zähnen, Blutgerinnung, Nerven und Muskelerregung, Herztätigkeit	Entkalkung, Osteoporose	«Verkalkung»	Milchprodukte, Sesam, Mandeln, Soja, Grünkohl	0,8 – 0,9 g	Phytat, Oxalsäure, viele Balaststoffe hemmen Kalzium-aufnahme
Phosphor	Knochenaufbau, Energiegewinnung, Zellstoffwechsel, genetische Struktur	Trägheit	Übererreg-barkeit	Milchprodukte, Käse, Fleisch, Eier, Vollkorn-produkte	0,8 – 0,9 g	meist erfolgt zu hohe Aufnahme
Eisen	Bestandteil des Blutes, Enzymerreger	Anämie, Blässe, Müdigkeit	Hämo-chromatose, Vergiftung, Erbrechen	Fleisch, Gemüse, Getreide, Obst	12 mg (bei Frauen)	bei Frauen oft zu wenig
Jod	Bestandteil der Schilddrüsen-hormone	Unterfunktion der Schilddrüse, Körperfülle, Trägheit	Überfunktion der Schild-drüse, Über-erregbarkeit	Seefisch, Milch, Salat, jodhaltiges Salz	0,18 – 0,2 mg	oft zu wenig
Fluor	Stabilität der Knochen und Zähne, verbesserte Eisenaufnahme	Karies, Knochen-schwund	Fluorose	Seefisch, Schwarztee	1 mg	
Selen	Entgiftung, Enzymbestandteil	Muskel-erkrankungen	Zellschäden	Getreide, Fleisch, Fisch	0,05 – 0,2 mg	

Ernährung **121**

Eier nehmen eine Zwischenstellung zwischen Milch und Fleisch ein. *Eier*
Sie regen stark die inneren Aufbaukräfte an. Kindernahrung sollte
nur wenig Ei enthalten, Erwachsene sollten sich auf 2 bis 3 Eier pro
Woche beschränken, wobei sehr auf die Qualität von Hühnerhaltung
und Fütterung zu achten ist.

Fleisch und Fisch sind keine notwendigen Bestandteile einer gesun- *Fleisch und Fisch*
den Ernährung, sie können aber durchaus eine sinnvolle Ergänzung
sein. An Nährstoffen dominieren Fett und Eiweiß, weniger Kohlenhydrate. Die Verdauungsorgane sind durch Eigenschaften der tierischen
Nahrung, die mit dem Wesenhaften des Tieres zusammenhängen, in
anderer, spezifischer Weise belastet. Außerdem werden tierische Fette
bei der Verdauung anders verarbeitet als pflanzliche. Sie regen vor
allem durch ihren Gehalt an gesättigten Fettsäuren die Bildung von

---

Ein Moment zum Nachdenken

Mit der Atemluft und der Nahrung nehmen wir ständig Substanzen der Außenwelt auf – wir setzen uns mit den Erdensubstan-
zen auseinander und machen sie uns zu eigen. Das Eigentüm-
liche der Nahrungsmittel ist, dass sie aus Stoffen anderer leben-
diger Wesen bestehen, aus Pflanzen und Tieren. Damit nehmen
wir ständig die Lebenskräfte fremder Lebewesen in uns auf und
müssen sie verdauen.

Die Qualität eines Lebensmittels, z.B. eines Getreidekorns, ergibt
sich nicht nur daraus, in welche Bestandteile es in unserem
Verdauungstrakt zerlegt wird – in Eiweiß, Kohlenhydrate und
Fett – und welchen Kaloriengehalt es hat, sondern auch aus der
Lebendigkeit der Pflanze, die ebenfalls «verdaut» werden muss.
Was die Pflanze mit dem Licht aus dem Kosmos aufgenommen
und zu Substanz umgewandelt hat, sind Bildekräfte, die im
menschlichen Organismus den eigentlichen Substanzaufbau
anregen. Bei tierischen Nahrungsmitteln kommen noch seelische
Eigenschaften hinzu, die im Verdauungsprozess überwunden
werden müssen. Beim Verdauungsvorgang verwandeln wir die
Naturkräfte in den Lebensmitteln und bilden daraus spezifische
menschliche Leibessubstanz.

122 *Behandlungsmöglichkeiten*

körpereigenem Cholesterin an und bewirken eine ungünstige Zusammensetzung der Blutfette (siehe auch S. 79 ff.). Häufiger Fleischgenuss kann auch zu einem Mangel an Kalzium führen, das der Organismus zur Verdauung von tierischem Eiweiß benötigt und das somit für andere Stoffwechselprozesse nicht mehr zur Verfügung steht.

Mineralstoffe   Mit Ausnahme von Kochsalz werden Mineralstoffe bei der Nahrungszubereitung nicht separat verwendet. Sie sind in den einzelnen Nahrungsmitteln bereits in ausreichendem Maße enthalten. Eine gute Versorgung mit Mineralstoffen ist wichtig, sie ist aber bei abwechslungsreicher Vollwerternährung mit gut aufgeschlossenem (d.h. weiterverarbeitetem) Getreide, Obst, Gemüse, Milch, Nüssen, Fetten und Ölen und eventuell Fleisch und Fisch ausreichend gewährleistet. Mangelzustände entstehen eigentlich nur bei einseitiger Ernährung oder durch Ungleichgewichte, die durch künstliche Nahrungszusätze entstehen. Der hohe Phosphatanteil z.B. in Wurst oder Cola kann die Aufnahme von Kalzium und Eisen aus der Nahrung behindern.

Anstatt sich mit Mengenangaben über den Tagesbedarf an Mineralstoffen zu belasten, sollte man sich mehr an den allgemeinen Grundlagen einer vernünftigen Ernährung orientieren. Die Tabelle auf Seite 120 soll daher nur einige grundlegende Informationen über solche Mineralstoffe liefern, die im Zusammenhang mit den Wechseljahren von besonderer Bedeutung sind.

Bewegung

Für die meisten Menschen unserer westlichen Zivilisation besteht die Notwendigkeit, der Einseitigkeit ihrer Lebensführung, dem Bewegungsmangel und der Fehlbelastung des Körpers entgegenzuwirken. Neben der richtigen Ernährung ist körperliche Bewegung eine wesentliche Voraussetzung zur Vorbeugung aller scheinbar wechseljahresbedingten Risiken wie Osteoporose, Herz-Kreislauf-Erkrankungen, Übergewicht und Krebs.

No sports? –   Am sinnvollsten ist es, ein ganzes Trainingsprogramm zu absol-
Vernachlässigen   vieren, das sich jede Frau individuell zusammenstellen oder aber in
Sie Ihren   Sportgruppen oder auch im Fitness-Studio entwickeln lassen kann.
Körper nicht!   Es gibt spezielle Osteoporosegruppen, Beckenbodentrainingsgruppen,

Auch seelische und geistige Beweglichkeit üben!

Beim Stichwort Bewegungstraining denkt man natürlich zunächst an körperliche Fitness. Man kann und sollte sich aber auch in seelischer und geistiger Beweglichkeit üben. Gerade diese Übungen und Fähigkeiten sind beim Älterwerden wichtig, wenn die körperliche Leistungsfähigkeit nachlässt.
Seelische Beweglichkeit und geistige Regsamkeit lassen sich am besten im mitfühlenden Interesse am Mitmenschen und an der Außenwelt üben. Ob das freundschaftliche Gespräch gesucht wird, der Austausch im Familienkreis oder innerhalb anderer Gruppen, in denen ein gemeinsames Interesse gepflegt wird, kann je nach Neigung verschieden sein. Es gibt die unterschiedlichsten Wege, seine Fähigkeiten zu entwickeln – Musizieren oder Malen, Vorträge oder Ausstellungen besuchen – die Möglichkeiten sind unbegrenzt.

Ausdauertraining und vieles mehr. Ein Trainingspensum von dreimal wöchentlich mindestens 30 Minuten gezielter Belastung – als Herz-Kreislauf-Training, Muskel- und/oder Knochenaufbautraining – sollte das Minimum sein. Es sollte auch darauf geachtet werden, dass Bewegungsabläufe nicht nur mechanisch vollzogen werden, sondern dass auch ein innerer Bezug zwischen Körperbewegung und dem eigenem Befinden hergestellt wird. Freude an der Bewegung – die einen haben sie beim Joggen, andere beim Tanzen, Schwimmen oder Fahrradfahren – und ein Wohlfühlerlebnis im eigenen Körper sind dabei wichtig.

Natürlich kann Bewegung auch therapeutisch eingesetzt werden, etwa bei Funktionsstörungen der Organe oder Bewegungsbehinderungen durch chronische Erkrankungen und Lähmungen. Bei solchen Krankheiten ist immer auch das seelische Befinden nachhaltig gestört.

Heileurythmie und Körpertherapie

Neben gezielter Krankengymnastik kann hier auch die *Heileurythmie* eingesetzt werden, eine künstlerische Bewegungstherapie, die besonders krankheitsbedingte Einseitigkeiten harmonisiert. In bestimmten Situationen können auch *tiefenpsychologisch orientierte Körpertherapien* angebracht sein, um seelische und körperliche Blockaden abzu-

124   Behandlungsmöglichkeiten

Künstlerische Therapien – Biographiearbeit

bauen – z.B. bei langjährigen Sexualproblemen in einer Beziehung, die in den Wechseljahren in eine akute Krise münden können.

Weitere künstlerische Therapien wie *Musiktherapie* und *Malthera-pie* und das differenzierte Angebot an *Psychotherapien* – Einzel-, Paar- und Gruppentherapien – sowie *Biographiearbeit* kann bei Krisensitu-ationen und Krankheitsentwicklungen erforderlich sein, die sich in den Wechseljahren zuspitzen. Sie entstehen in der Regel nicht erst während dieser Jahre, sondern schon viel früher, können aber durch die notwendigen Veränderungen im Klimakterium eskalieren und auf eine Lösung drängen. Es ist wichtig, dass Ihr spezielles Problem bei Ihrer Hausärztin/Ihrem Hausarzt oder Ihrer Frauenärztin/Ihrem Frauenarzt zur Sprache kommt, damit die richtige Therapie gefunden werden kann. In einem nächsten Schritt sollte im Gespräch mit einer Therapeutin/einem Therapeuten geklärt werden, in welcher Weise eine Zusammenarbeit möglich ist.

Unkonventionelle Therapieansätze

Ist Krankheit ein Defekt?

Es ist ein grundsätzlicher Unterschied, ob wir bei der medizinischen Behandlung einen «Defekt» oder einen «Mangel» im menschlichen Organismus in Form eines operativen Eingriffes oder durch die Zufuhr eines Medikamentes beseitigen wollen, oder ob wir den Organismus grundsätzlich als ein ganzheitliches System betrachten mit der Fähig-keit zur Selbstheilung und zur Selbstkorrektur. Im letzteren Fall wird die Therapie danach ausgewählt, wie die Selbstheilung und Selbst-korrektur angeregt und unterstützt werden kann.

In dieser unterschiedlichen Auffassungsweise liegt das große Dilemma der Medizin, das sich wie ein roter Faden durch ihre Ge-schichte zieht und auch heute noch für die Differenzen zwischen so-genannter «Schulmedizin» und den Verfechtern von «Naturheilverfah-ren» bzw. den sogenannten «unkonventionellen Therapierichtungen» verantwortlich ist.

Die Selbst-heilungskräfte anregen

Die Übergänge zwischen gesund und krank sind fließend, weil es sich bei vielen Beschwerden eher um «Ungleichgewichte» als um Krankheiten handelt. Die therapeutische und ärztliche Kunst besteht darin, zu erkennen und zu unterscheiden, wann die Korrektur von

Unkonventionelle Therapieansätze   **125**

außen erfolgen muss – z.B. eine Operation bei akuten Verletzungen oder eine Insulingabe bei Diabetes – und wann der Organismus die Heilung und Anpassung aus eigener Kraft vollbringen kann und muss. Bei vielen chronischen Erkrankungen, bei Infektkrankheiten und meines Erachtens auch bei den großen Entwicklungschritten wie der Pubertät und den Wechseljahren sollte man in der Regel auf die autonomen Selbstregulationskräfte des Organismus vertrauen.

Viele pflanzliche Mittel können rezeptfrei erworben und mit dem entsprechenden Wissen auch selbst angewendet werden. Eine gezielte und individuell abgestimmte Behandlung ist dabei in den meisten Fällen natürlich nicht möglich. Eine Therapie im eigentlichen Sinne setzt immer den Dialog zwischen Ärztin/Arzt und Patienten voraus.

Selbstbehandlung – nur mit Vorbehalt

Jede Einseitigkeit und jeder Alleinanspruch irgendeiner medizinischen Richtung wird der Vielseitigkeit des menschlichen Organismus nicht gerecht. Anzustreben ist deshalb die gegenseitige Ergänzung, Anregung und Erweiterung der unterschiedlichen Heilverfahren. Besonders kritische Aufmerksamkeit soll hier auch der Hormontherapie entgegengebracht werden, weil ihr als «Ersatz-», d.h. «Defekttherapie» ein so großer Stellenwert eingeräumt wird (ausführliche Informationen dazu siehe S. 131 ff.).

Homöopathische Therapie

Bei der Homöopathie (= Störung des Gleichgewichtes) – ein Begriff, der auf den Arzt Samuel Hahnemann (1755–1843) zurückgeht – wird davon ausgegangen, dass jede Krankheit eine geistig-immaterielle und eine leiblich-stoffliche Seite hat. Auf der leiblichen Ebene tritt die Krankheit zwar in Erscheinung, ihre Entstehungsursache liegt jedoch im geistigen Bereich. Die für die Homöopathie typischen hochpotenzierten Arzneimittel sollen in diesem ursächlichen, immateriellen Bereich wirken. Sie sind «geistige» Arzneien. Die heutige «Schulmedizin» wirkt dagegen auf der rein stofflichen Ebene.

Das Wirkungsprinzip homöopathischer Heilmittel

Hahnemann hat in einer ungeheuren Leistung alle Symptome eines jeweiligen Krankheitsbildes herausgearbeitet und entsprechende «Arzneimittelbilder» erstellt, bei denen sich die Krankheitssymptome in der Wirkung eines Arzneimittels spiegeln. Berühmt geworden ist sein Selbstversuch mit Chinarinde, die bei ihm in gesundem Zustand

126　*Behandlungsmöglichkeiten*

malariaähnliche Symptome hervorrief. Daraus leitete er ab, dass ihre Heilkraft bei Malaria aus dieser Ähnlichkeit entspringen müsse. Dies ist einer der Grundsätze der Homöopathie: «Similia similibus curantur» – «Ähnliches werde durch Ähnliches geheilt».

Potenzierung　　Das zweite bekannte Prinzip der «Potenzierung» beruht auf einer Verdünnung und Verschüttelung der Heilmittel, um sie so ihrer stofflichen Eigenschaften zu entkleiden und als «geistiges Prinzip» wirksam werden zu lassen. Ein Heilmittel in Hochpotenz enthält praktisch nichts mehr von seiner stofflichen Ausgangssubstanz. Bei einer C1-Potenz wird 1 Tropfen Ursubstanz mit 99 Tropfen Trägerflüssigkeit rhythmisch verschüttelt. Bei der C2-Potenz wird die dabei erhaltene Verdünnung wiederum im Verhältnis 1 : 99 verschüttelt. Dies kann bis zu einer Verdünnung von C1000 fortgesetzt werden.

Verabreichungs-　Homöopathische Arzneimittel gibt es als Tropfen, Globuli (Streu-
form　kügelchen), Tabletten und Pulver.

In der homöopathischen Medizin wird nicht etwa versucht, im Sinne einer Reparatur einzugreifen oder auf körperlich-materieller Ebene einen Ersatz zu bieten. Vielmehr sollen die Selbstheilungskräfte des Organismus herausgefordert und unterstützt werden. Das Verordnen homöopathischer Heilmittel setzt eine gute Ausbildung und umfassende Erfahrung in ihrer Anwendung voraus. Sie sollten daher nicht im Selbstversuch ausprobiert werden.

Phytotherapie

Bei der Phytotherapie werden ganze Pflanzen oder Teile davon wie z.B. Frucht, Blatt oder Wurzel verarbeitet. Wässrige oder alkoholische Auszüge werden verwendet, auch Verreibungen, aber nur selten potenzierte Präparate. Die Phytotherapie steht somit gleichsam zwischen Schulmedizin und Homöopathie bzw. anthroposophischer Therapie.

«Pflanzlich» bedeutet nicht in jedem Fall unschädlich oder unbedenklich – wir alle kennen die problematischen Auswirkungen des chronischen Gebrauchs von pflanzlichen Abführmitteln.

In den Wechseljahren lassen sich eine ganze Reihe pflanzlicher Arzneimittel sinnvoll anwenden:

Unkonventionelle Therapieansätze **127**

- *Johanniskraut* (Kapseln, Tee, Tropfen) hat sich bei Depressionsneigung und Ängstlichkeit gut bewährt, ebenso *Baldrian* oder *Passionsblume*,
- *Traubensilberkerzenextrakt* (*Cimicifuga*) aus der Wurzel bei Hitzewallungen, Schweißausbrüchen und Erschöpfung,
- *Nachtkerzenöl* bei Erschöpfung und trockener Scheide,
- *Ginseng* bei Müdigkeit und Schwäche,
- *Grüner Hafer* (Avena sativa) zur Knochenkräftigung, bei Schlaflosigkeit, zur Blutzuckersenkung und zur Cholesterinstabilisierung,
- *Ackerschachtelhalm (Equisetum arvense)/Zinnkraut* zur Knochenkräftigung, bei Reizblase und starken Blutungen.

Pflanzliche Heilmittel für Wechseljahresbeschwerden

Auch alle bereits genannten Tees (*Himbeerblätter, Frauenmantel, Brennnessel, Zinnkraut*) gehören dieser Therapierichtung an.

Seit ca. 1997 gibt es eine Gruppe von Pflanzenstoffen, die sowohl im Zusammenhang mit den Wechseljahren, aber auch in der Behandlung von hormonabhängigen Tumoren in der Brust oder der Prostata das Interesse auch der konventionellen Medizin geweckt haben. Angeregt durch die Erkenntnis, dass asiatische Frauen deutlich seltener an Brustkrebs erkranken als Frauen in Europa und den USA, werden pflanzliche Arzneimittel hergestellt, die sog. Isoflavone und Lignane enthalten, die innerhalb des Organismus eine hormonmodulierende Wirkung entfalten. Das bedeutet, dass diese Substanzen sowohl östrogenartige Wirkung entfalten können, gleichzeitig jedoch auch östrogenhemmend wirken können, je nachdem wie es im Organismus erforderlich ist. Diese Förderung der Eigenregulation im Organismus ist nur den natürlichen Heilmitteln eigen. Diese Erkenntnis ist nicht neu, sondern viele schon lange verwendete Heilpflanzen beruhen auf der Beobachtung solcher Wirkung (Traubensilberkerze: östrogenartig, Mönchspfeffer: gelbkörperartig), aber erst durch die in Kritik geratene Hormontherapie gewinnt diese Pflanzengruppe ein schlagartiges Interesse, und wir werden überschwemmt mit einem völlig unübersichtlichen Therapieangebot von Sojakapseln, Rotklee, allgemeinen Pytoöstrogenkapseln unterschiedlichster Art, deren Herkunft, Wirkweise und Nutzen z.T. völlig im Dunklen bleibt. Neben der hormonmodulierenden Wirkung sollen die Phytoöstrogene hemmend auf das Wachstum von Krebszellen wirken und auch als Anti-aging-

Pflanzenstoffe, die eine hormonmodulierende Wirkung entfalten

128   Behandlungsmöglichkeiten

Substanzen wirken. Bisher gibt es eine Reihe von Beobachtungen und erst eine kleine Anzahl von Studien, die einzelne Fragestellungen bearbeiten. Grundsätzlich sollte man sich gerade in der Phytotherapie an bekannte Substanzen, nach Möglichkeit von heimischen Pflanzenarten und von nachvollziehbarer Herkunft halten. Auch die Seriosität der Hersteller ist nach Möglichkeit zu beachten.

Auch unsere Nahrungsmittel enthalten Phytoöstrogene

Die bekannteste, aber in Europa nicht heimische Pflanze, die einen hohen Phytoöstrogengehalt aufweist, ist die Sojabohne. Australischer Rotklee hat ebenfalls weite Verbreitung gefunden. Aber auch ein großer Teil unserer normalen Nahrungsmittel enthält Phytoöstrogene, wie z.B. Hülsenfrüchte, besonders Linsen, Brokkoli, Hafer, Weizen und Leinsamen.

Da die Wechseljahre einen Zeitraum im weiblichen Organismus darstellen, in dem die Fähigkeit zur Selbstregulation deutlich herabgesetzt ist, kommt einer ausgleichenden Ernährung und eventuellen Unterstützung durch modulierende Heilpflanzen höchste Bedeutung zu. Hier kann jede Frau die ihr gemäße Form der Nahrung und Nahrungsergänzung finden. Damit ist ein wesentlicher Grundstein für eine gesunde Entwicklung durch diese Jahre hindurch gelegt.

Weitere Naturheilverfahren

Neben der Homöopathie und der Phytotherapie gibt es noch eine Vielzahl anderer «Naturheilverfahren» (z.B. Kneipp-Medizin), darunter auch verschiedene Ansätze, die nicht der westlichen Tradition entstammen wie Akupunktur, Ajurveda, tibetanische oder traditionelle chinesische Medizin. Auch technische Verfahren wie Elektroakupunktur, Ozontherapie, Neuraltherapie können ihnen zum Teil zugeordnet werden. Sie alle können die Schulmedizin in ihrer einseitigen Ausrichtung korrigieren und sinnvoll ergänzen, auch wenn sie zum Teil sehr gegensätzliche Auffassungen vertreten und sich teilweise sogar untereinander befehden.

Anthroposophische Therapie

Durch Rudolf Steiner (1861–1925) und die von ihm begründete Anthroposophie wurden viele Lebens- und Arbeitsfelder beeinflusst:

Pädagogik (Waldorfschule), Heilpädagogik, Landwirtschaft, Kunst, Architektur – und nicht zuletzt die Medizin.

Anthroposophische Medizin ist eine Erweiterung der Heilkunde unter Berücksichtigung der in der Medizin meist vernachlässigten seelischen und geistigen Dimensionen. Im Mittelpunkt der Therapie steht der ganze Mensch als physisch-seelisch-geistige Wesenheit. Dabei kommen Verfahren und Heilmittel, die vielfach auch potenziert sind, zur Anwendung, mit denen die Selbstheilungskräfte des Organismus wirkungsvoll zur Eigentätigkeit angeregt und unterstützt werden können. Wo dies nicht möglich ist, werden auch schulmedizinische Methoden zur Behandlung von körperlichen Leiden angewendet. Auch Kunst- und Bewegungstherapie (Heileurythmie) sowie Psychotherapie gehören ins therapeutische Spektrum der anthroposophischen Medizin.

Nicht nur die Krankheit, der «ganze Mensch» wird behandelt

Für die Behandlung in den Wechseljahren wird auf der Grundlage einer ganzheitlichen Sichtweise zunächst das übergeordnete Phänomen des «Rhythmusverlustes» ins Auge gefasst, das sich in vielen Beschwerden wie Blutungsproblemen, Hitzewallungen oder Herzklopfen äußert. Zur Vorbeugung wird die Ausgleichsfähigkeit des Organismus angeregt. Dies kann durch eine veränderte Lebensführung und Ernährung und natürlich durch Medikamente oder Heileurythmie geschehen. Die Heilmittel werden abhängig vom Konstitutionstypus der Patientin und dem Beschwerdebild ausgewählt – z.B. sind Hitzewallungen bei kräftigen Frauen mit rotem Gesicht und Neigung zu Bluthochdruck anders zu behandeln als bei zarten, blassen Frauen mit dauernden Erschöpfungszuständen.

Wechseljahresbeschwerden

Ich möchte aus dem Spektrum der anthroposophischen Medizin einige Heilmittel vorstellen, mit denen ich über lange Jahre gute Erfahrungen gemacht habe.

◼ Hitzewallungen

- *Sepia comp. Tropfen* oder *Melissa/Sepia comp. Globuli*, wenn gleichzeitig depressive Verstimmungen, Schlaflosigkeit und Herzrhythmusstörungen vorliegen,
- *Sambucus comp. Globuli* bei starker Schweißabsonderung, besonders wenn gleichzeitig eine Neigung zu Allergien vorliegt,
- *Sanguinaria comp. Globuli* sind eigentlich ein Migränemittel, kön-

Empfohlene Heilmittel

nen aber auch bei Hitzewallungen gerade bei gleichzeitigem Blutandrang im Kopfbereich eine gute Wirkung entfalten,

- *Ignatia comp.*, wenn gleichzeitig Ängste, depressive Verstimmungen und Aufgeregtheit dazukommen.

■ Herz-Kreislauf-Beschwerden

- *Cardiodoron® Tropfen* oder *Cardiodoron® Tabletten* zur Harmonisierung des Verhältnisses von Herz- und Atemrhythmus, also bei Herzrhythmusstörungen, Herzstolpern verbunden mit Kurzatmigkeit (wenn andere Störungen ärztlich ausgeschlossen sind),
- *Sanguinaria comp.* bei Hitzewallungen mit Blutandrang im Kopf und Neigung zu hohem Blutdruck,
- *Belladonna Tropfen* können bei Neigung zu hohem Blutdruck mit Blutandrang im Kopf genommen werden (ebenfalls nach Rücksprache mit der Ärztin/dem Arzt),
- *Ferrum met. praep. D6 Pulver* und *Cuprum met. praep. D6 Pulver*, beides kombiniert bei Rhythmusstörungen in Verbindung mit Angstgefühlen.

■ Schlafstörungen

- *Avena comp. Globuli* oder *Avena sativa comp. Tropfen* bei Ein- und Durchschlafstörungen,
- *Bryophyllum 50 % Pulver*,
- *Passiflora comp.* besonders bei Schlaflosigkeit im Zusammenhang mit Herzstörungen und nervöser Unruhe.

Wichtig: Gerade bei den Herz-Kreislauf-Beschwerden und Schlafstörungen muss bei fortdauernden Störungen oder Krankheitsneigung unbedingt eine Ärztin / ein Arzt konsultiert werden.

■ Blutungsstörungen

- *Ovaria comp. Globuli* oder *Ovarium comp. Pulver* in den frühen Wechseljahren bei Unregelmäßigkeiten der Periode oder bei Schwitzen während der Periode,

- *Tormentilla D1 Tropfen* oder *Injektionen* bei übermäßig starken Blutungen,
- *Marmor/Stibium D6 Pulver* ebenfalls bei starken und langen Blutungen,
- *Calcium carbonicum/Cortex Quercus Glob.* bei langer Blutungsdauer.

Bei Blutungsstörungen ist immer eine ärztliche Untersuchung erforderlich, weil bestimmte organische Blutungsursachen eine völlig andere Therapie erfordern können.

Dies ist nur eine kleine Auswahl von Heilmitteln, die zur Verfügung stehen. Grundsätzlich erfolgt die Auswahl nach dem Gesichtspunkt einer konstitutionellen Betrachtung und Beschwerdeeinordnung. Die Behandlung sollte immer ärztlich begleitet werden, weil auch unerwünschte Effekte nicht völlig auszuschließen sind. Bei bestimmten Beschwerden kann es durchaus sinnvoll sein, in aller Freiheit auch über eine Hormonersatztherapie nachzudenken.

Hormontherapie

Bis zum Jahre 2002 war die Hormonersatztherapie (HET oder HRT) das Therapieangebot der Schulmedizin an fast alle Frauen ab ca. 45 Jahren bis zum Lebensende – nur wenige, krankheitsbedingte Ausnahmen wurden gesehen. Dieses unkritische Verwenden von hochpotenten Arzneimitteln bei einer so großen Gruppe von Frauen ist sehr stark in die Kritik geraten und hat zu einem wesentlich differenzierteren Ansatz bei der Beurteilung einer Hormonersatztherapie geführt. Jedoch ist dieses Thema außerordentlich umstritten. Es ist nicht zu vergessen, dass hier ein riesiger, ökonomischer Markt besteht, der nicht kampflos aufgegeben wird. Ebenso kommen auch festgelegte Vorstellungen und Vorurteile – wie nach der generellen Behandlungsbedürftigkeit des Klimakteriums, weil es eine Mangelerscheinung darstellt – gehörig ins Wanken. Auch dieses wird nicht unwidersprochen bleiben.

Im Jahre 2002 wurde in Amerika ein Studienarm der sog. WHI-Studie (Women's Health Initiative Study) abgebrochen, bei der Aus-

132 Behandlungsmöglichkeiten

wirkungen einer kombinierten Hormontherapie mit Östrogen und Gestagen auf verschiedene Erkrankungen untersucht wurde. Der Abbruch wurde damit begründet, dass eine Fortführung aufgrund der aufgetreten Risiken in Bezug auf Herzinfarkt, Schlaganfälle und Embolien nicht zu vertreten sei. Ebenso wurde eine Erhöhung der Brustkrebsrate nach mehr als 5-jähriger Hormonanwendung gesehen. In der Zwischenzeit existieren weitere Studienergebnisse aus der HERS – Studie (Heart and Estrogen/Progestin Replacement Study), der Million Women Study aus England sowie der NHS (Nurses Health Study). Es ist ein heftiger Streit in der Fachwelt über die Ergebnisse ausgebrochen, der noch lange nicht beendet sein wird. Zuviele grundlegende Vorstellungen der Medizin geraten ins Wanken.

Therapie gegen das Älterwerden? Bei der Hormonersatztherapie wird versucht, mit möglichst naturähnlich hergestellten Östrogenen und Gestagenen den weiblichen Zyklus zu stabilisieren oder wiederherzustellen. Beschwerden, die sich durch den Rückgang der körpereigenen Hormone einstellen können, sollen damit behoben werden. Die natürlichen hormonellen Veränderungen werden somit als Mangel oder Defekt betrachtet, dessen Korrektur angestrebt wird. Dabei werden keinerlei Selbstheilungskräfte oder Eigenprozesse des Organismus angeregt. Neben einer Wiederherstellung des Zyklus bietet die Hormonersatztherapie auch die Möglichkeit, einen gleichförmigen Zustand zu erzeugen, in dem kein Zyklus, also auch keine Blutungen, auftritt.

Empfohlen wird eine Hormonbehandlung aus folgenden Gründen:

Gründe für eine Hormonbehandlung
- Bei subjektiven Beschwerden wie Hitzewallungen, Schweißausbrüchen, Schlafstörungen, depressiven Verstimmungen.
- Zur vorbeugenden Behandlung von möglichen Erkrankungen wie Osteoporose, Trockenheit der Haut und der Schleimhäute, gereizte Scheidenhaut und Reizblase sowie Haarausfall.

Da es nicht vorhersehbar ist, von welchen Beschwerden eine Frau später einmal heimgesucht wird, ist es üblich geworden, vielen Frauen als vorbeugende Maßnahme eine Hormonersatztherapie zu empfehlen, sofern sie aufgrund bestimmter Vorerkrankungen nicht zu risikoreich erscheint. Zu diesen Erkrankungen gehören:

- eine bestehende (akute) Thrombose oder Embolie,
- akute Lebererkrankung mit schwerer Organschädigung,
- Brustkrebs.

Welche Hormonpräparate gibt es?

Grundsätzlich werden kombinierte Hormonpräparate verschrieben, die Östrogene und Gestagene enthalten. Östrogen führt durch seine aufbauende Wirkung zu einem Wachstum der Gebärmutterschleimhaut, damit aber auch zu einem erhöhten Vorkommen von Gebärmutterkrebs. Das Gestagen muss als «gestaltendes Element» hinzukommen, um dieses Risiko auszugleichen. Zur Zeit gilt es als unbedenklich, Frauen nach einer Gebärmutterentfernung ausschließlich Östrogen anzubieten.

Tabletten oder Dragees

Bei einer *Sequenztherapie*, die den herkömmlichen Zyklusverlauf imitieren soll, enthält jede Packung Tabletten mit unterschiedlicher Zusammensetzung, die durch entsprechende Farbgebung kenntlich gemacht sind. Zunächst wird meist nur Östrogen zugeführt, in der zweiten Zyklushälfte dann eine Mischung aus Östrogen und Gestagen. Eine periodenähnliche Entzugsblutung tritt entweder während einer Einnahmepause oder nach dem Aufbrauchen einer Packung auf.

Sequenztherapie

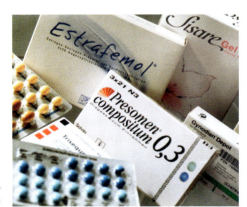

Hormontabletten, -pflaster und -gel – Wunderwaffen im Kampf gegen das Älterwerden?

Behandlungsmöglichkeiten

Daneben ist auch eine *Kombinationstherapie* möglich, bei der jede Tablette ein gleich bleibendes Verhältnis von Östrogenen und Gestagenen aufweist.

Die angebotenen Präparate unterscheiden sich durch die in einer Tablette enthaltene Östrogenmenge, vor allem aber durch die Art und den Gehalt an Gestagen. Es werden sogenannte «natürliche» Östrogene verwendet, die zwar künstlich hergestellt werden, jedoch den körpereigenen Östrogenen ähnlicher sind als z.B. diejenigen in der Anti-Baby-Pille. Deshalb sind sie für den Organismus auch weniger belastend als die Pille.

Pflaster

Das Hormonpflaster gleicht einer runden, durchsichtigen Plakette und wird in verschiedenen Dosierungen angeboten. Die meisten Pflaster enthalten ausschließlich Östrogen, sind also nur nach einer Gebärmutterentfernung geeignet oder sie müssen mit Gestagentabletten kombiniert werden. Sie werden im Bauch- oder Lendenbereich aufgeklebt und überstehen auch das Duschen oder Baden. Gelegentlich kommt es zu allergischen Reaktionen der Haut an der Klebestelle.

Inzwischen werden auch Kombipflaster mit einem Gestagen für die zweite Zyklushälfte angeboten. Ein weiteres Pflaster enthält sowohl Östrogen als auch Gestagen und ist für die nicht-zyklische Anwendung gedacht.

Hormongel

Diese Entwicklung enthält ebenfalls nur Östrogen, muss also mit Gestagentabletten kombiniert werden oder kommt nur nach einer Gebärmutterentfernung in Frage. Das Gel wird auf verschiedene Körperbereiche aufgetragen und sehr rasch von der Haut aufgenommen. Es bekommt dadurch fast den Charakter eines Körperpflegemittels. Neu auf dem Markt ist ein Vaginalgel, das Gestagen enthält.

Hormonspray

Neu in der Entwicklung ist ein östrogenhaltiges Nasenspray, das die täglich erforderliche Aufnahmemenge durch eine ein- oder zweimalige Sprayanwendung pro Tag gewährleistet.

Hormoncremes und -zäpfchen

Vaginalcremes und Vaginalzäpfchen werden bevorzugt bei Scheiden- oder Harnröhrenreizung eingesetzt und führen zu einer verbesserten Schleimhautdicke und Elastizität, allerdings nur in dem behandelten Bereich. Eine dauerhafte Anwendung ist notwendig, denn nach Absetzen verschwindet der Effekt in wenigen Wochen.

Weitere Darreichungsformen

Daneben gibt es noch einige seltener verwendete Hormonzubereitungen: Presslinge, die in die Haut eingepflanzt werden, sowie hormonhaltige Ringe für den Scheidenbereich. Mit Ausnahme der Vaginalpräparate haben alle eingesetzten Präparate einen standardisierten Hormongehalt.

Trotzdem kann die Wirkung eines bestimmten Präparats mit derselben Dosierung ganz unterschiedlich sein. Deshalb hört man auch von ganz unterschiedlichen persönlichen Erfahrungen mit Hormonpräparaten – von «ganz hervorragend» bis «schrecklich». Hier ist wiederum eine individuell zugeschnittene Therapie erforderlich, die nicht immer einfach anzupassen ist.

Hormonspritzen

Diese Form der Hormongabe hat durch die modernen Methoden an Bedeutung verloren, ist aber immer noch möglich und kann in bestimmten Fällen sinnvoll sein, z.B. wenn sich Frauen trotz Tabletten oder Pflaster nicht ausreichend behandelt fühlen oder wenn die regelmäßige Einnahme eines Medikaments nicht möglich oder nicht erwünscht ist. Alle vier Wochen muss ein Depotpräparat gespritzt werden, das jedoch gelegentlich zu Blutungen führt.

Nebenwirkungen

Grundsätzlich sind folgende Nebenwirkungen möglich:

- Blutungsstörungen (häufig)
- Brustspannen (relativ häufig)
- Wassereinlagerung (gelegentlich)
- Übelkeit (gelegentlich)
- Kopfschmerzen/Migräne (gelegentlich)
- Beinschmerzen (gelegentlich)

Nicht nur die Wirkung, auch die Verträglichkeit ist individuell verschieden

Eine verstärkte Krampfaderbildung oder ein Anstieg des Blutdrucks ist in seltenen Fällen möglich, anders als bei der Einnahme der Pille, bei der sich diese Risiken häufiger bemerkbar machen.

Aufgrund der ganz individuellen Reaktionsweise auf Hormone kann man überhaupt nicht vorhersehen, wie gut ein bestimmtes Präparat im Einzelfall vertragen wird. Neben der Auswahl des Präparats sind auch die Einnahmedauer, ein Wechsel des Präparates und die Anpassung einer Dosis individuell zu treffende Entscheidungen.

Hormontherapie, wenn alles andere nicht weiterhilft?

Hormone – ein Allheilmittel?

Nicht immer bringen natürliche Therapieformen den gewünschten Erfolg. In manchen Fällen können Hormone eine sinnvolle Alternative sein, und es wäre ebenso fatal, sie aus einem falsch verstandenen Bekennertum zur «sanften Medizin» kategorisch abzulehnen, wie sich leichtgläubig und blind auf das gerne als Allheilmittel gepriesene Hormonpräparat zu verlassen.

Es ist heute möglich und auch allgemein empfohlen, die Behandlung so kurz und niedrig dosiert wie möglich und auch ganz individuell zugeschnitten zu gestalten. Das gelingt zwar nicht immer in dem gewünschten Umfang, lässt sich aber sehr viel besser erreichen als in früheren Jahren.

Hitzewallungen

Auf die genaue Dosierung kommt es an

Wenn andere Heilmittel nicht oder nur ungenügend wirksam waren, können Hormone mit großer Zuverlässigkeit Hitzewallungen beseitigen, besonders wenn sie von Unruhe, Schweißausbrüchen oder Herzklopfen

Ist eine Hormontherapie sinnvoll?

Die Entdeckung und Herstellung künstlicher Hormone gehört zu den großartigsten Leistungen moderner Medizin. In den Wechseljahren können sie im begründeten Fall zu einer enormen Erleichterung führen und unter Umständen auch für eine vorbeugende Behandlung in Betracht kommen.

Ein Hormontherapie ist keine lebensnotwendige Maßnahme und kann jederzeit begonnen oder abgesetzt werden. Auch für eine begrenzte Dauer kann sie sinnvoll sein. Es ist nicht immer einfach, bei seiner Entscheidung alle Aspekte zu berücksichtigen, die in der jeweils persönlichen Situation dafür und dagegen sprechen. Eine Frau in reifem Alter sollte den Mut und das Selbstbewusstsein aufbringen, eine Entscheidung selbstständig zu treffen und sie nicht allein der Ärztin / dem Arzt zu überlassen.

Es soll in diesem Zusammenhang auch nicht verschwiegen werden, dass die industrielle Hormonproduktion einen enormen wirtschaftlichen Faktor darstellt und dass Frauen während einer Hormontherapie immer kontrollbedürftig und damit «arztabhängig» sind. Die Kosten werden von der Krankenkasse übernommen und liegen bei etwa 30–40 € für drei Monate.

begleitet sind. Es ist hier besonders wichtig, die geeignete Dosierung herauszufinden – so viel wie nötig, so wenig wie möglich –, denn die üblicherweise empfohlenen Mengen sind nicht immer angemessen. Die Entscheidung, ob ein kombiniertes Präparat, also mit Östrogenen und Gestagenen, angewendet wird oder ein reines Östrogenpräparat, muss im Anschluss an eine ärztliche Beratung erfolgen. Dabei stehen Präparate zur Auswahl, die zyklisch – mit unterschiedlichen Phasen – anzuwenden sind und solche mit täglich gleich bleibender Dosierung.

Gelenkschmerzen

Die typischen, diffusen, wechselnden Gelenkbeschwerden können häufig durch sehr niedrige Hormondosen zum Verschwinden gebracht werden. Gelegentlich reicht auch das äußerliche Auftragen einer Öst-

Östrogencreme wirkt schmerzlindernd

138 Behandlungsmöglichkeiten

rogencreme aus. Bei Gelenkschmerzen ist es besonders wichtig, dass eine Abgrenzung zu Beschwerden anderer Ursachen, die z.B. dem rheumatischen Formenkreis angehören, erfolgt.

Haut- und Haarprobleme

Bleibende Besserung bei vorübergehender Anwendung

Bei lang andauerndem Haarausfall, bei unreiner Haut und Haarwuchs am Kinn oder der Brust kann eine Hormonbehandlung Besserung bringen, wenn die Probleme schwerwiegender Natur sind. Oft reicht eine zeitlich begrenzte Einnahme (6 Monate bis 2 Jahre) aus, um das erreichte künstliche Gleichgewicht auch später auf natürliche Weise aufrechtzuerhalten.

Partnerschaft und Sexualität

Schmerzen beim Geschlechtsverkehr

Bei starken Veränderungen der Scheidenhaut und Verengung des Scheideneingangs, Rissbildung und Juckbeschwerden ist Sexualverkehr häufig schmerzhaft oder überhaupt nicht möglich. Gleitcremes bringen in der Regel keine ausreichende Hilfe. In diesem Fall lassen sich hormonhaltige Cremes und/oder Zäpfchen örtlich in der Scheide anwenden. Bei regelmäßiger Anwendung können solche Mittel bei ein- bis zweimaligem Einführen pro Woche langfristig für Besserung sorgen. Allerdings kehren die Beschwerden nach Absetzen der Präparate wieder zurück.

Blutungsstörungen

Hormone sind oft die einzige Rettung

Blutungsstörungen können so schwerwiegend sein, dass sie mit natürlichen Heilmitteln nicht ausreichend behoben werden können, z.B. wenn in kurzen Abständen von 2 bis 3 Wochen sehr lange und starke Blutungen erfolgen. Hier lässt sich mit einer Hormonbehandlung oft – leider aber auch nicht immer – eine Besserung erzielen. Zyklisch anzuwendende Präparate führen einen normalen Blutungsabstand bei gleichzeitiger Reduzierung des Blutverlustes herbei. Eine mögliche Alternative bietet die Hormonspirale «Mirena», die zwar den Rhythmus nicht beeinflusst, die Stärke der Blutungen aber deutlich reduziert und gleichzeitig einen Empfängnisschutz bietet.

Verantwortungsbewusster Umgang mit Hormonen!

Mit den Wechseljahren tritt bei Frauen eine deutlich wahrnehmbare Wandlung, eine Metamorphose ein. Der weibliche Organismus ist nach den Wechseljahren ein anderer als zuvor. Dieses ist zunächst eine biologische Tatsache und sollte hinsichtlich seiner Möglichkeiten und Folgen mit Neugier und Interesse wahrgenommen werden.

Wenn unter der Annahme einer körperlichen Mangelerscheinung, also eines Defektes, eine generelle Hormonersatztherapie empfohlen und durchgeführt wird, um den vorwechseljährigen Zustand nachzuahmen, entspricht das im Grunde der Leugnung dieses Wandlungs- und Entwicklungsgedankens. Es wird damit nur der prämenopausale Zustand als gesund, als natürlich akzeptiert, der postmenopausale jedoch als unvollständig, defekt und behandlungsbedürftig gesehen. Diese Betrachtungsweise muss von Frauen entschieden zurückgewiesen werden. Es würde sie in ihrem Selbstverständnis auf äußerliche Attraktivität und Fruchtbarkeit festlegen und begrenzen.

Wir verfügen heute über die phantastische Möglichkeit, Hormone bei bestimmten Beschwerden sinnvoll einzusetzen. Wir sollten damit jedoch sehr verantwortungsbewusst umgehen, denn wir greifen dabei immer in eine sehr subtile Ebene der Selbstwahrnehmung ein.

Die häufigsten Fragen zur Hormontherapie

Beeinflussen Hormone mein Gewicht?

Während der Wechseljahre führt die Umstellung des gesamten Organismus zu einer veränderten Stoffwechseltätigkeit. Der Kalorienbedarf wird geringer. Deshalb tritt bei gleich bleibenden Essgewohnheiten und nachlassender körperlicher Aktivität zwischen Mitte 40 und Mitte 50 häufig eine Gewichtszunahme von 5 bis 10 kg auf.

Keine wesentliche Gewichtsveränderung durch Hormone

Grundsätzlich hat eine *Hormonersatztherapie* keinen Einfluss auf das Körpergewicht, sieht man von einer Zunahme von etwa einem Kilogramm ab, die auf die vermehrte Wasserspeicherung der Haut zurückzuführen ist – ein speziell in den Schleimhäuten zumeist

140 *Behandlungsmöglichkeiten*

erwünschter Effekt. Nur wenn sich zu starke Wassereinlagerungen bilden, durch die eine Frau innerhalb kürzester Zeit bis zu ca. 5 kg zunehmen kann, muss die Therapie überdacht und verändert werden. Meist ist in solchen Fällen die Östrogendosis zu hoch.

Besteht jedoch ein *hormonelles Ungleichgewicht*, kann dies eine Fettumverteilung bewirken, was in seltenen Fällen auch zu einer Gewichtszunahme führt. Als Ursache dafür wird unter anderem ein Mangel an männlichen Hormonen vermutet.

Achten Sie auf die Ernährung!

Grundsätzlich muss also kein Zusammenhang zwischen einer Gewichtsveränderung und einer künstlichen Hormonzufuhr bestehen. Als erste Maßnahme bei Übergewicht empfiehlt sich daher zunächst eine Umstellung der Essgewohnheiten: Weniger üppige Mahlzeiten, die dafür aus sorgfältig ausgewählten Nahrungsmitteln bestehen und zu festen Zeiten eingenommen werden. Abends sollten Sie nach Möglichkeit auf warme, schwere Mahlzeiten verzichten.

■ **Welchen Einfluss hat eine Hormonbehandlung auf die Thromboseneigung sowie auf einen bestehenden hohen Blutdruck?**

Leicht erhöhtes Risiko, aber auch vorteilhafte Effekte

Eine früher durchgemachte *Venenentzündung* ist kein Hinderungsgrund für eine Hormontherapie. Bei akuter *Thrombose* muss jedoch davon abgesehen werden. Anders als bei der Anti-Baby-Pille führen die in den Wechseljahren verabreichten Hormone zu keiner Gefäßverengung, sondern bewirken im Gegenteil eine gewisse Erweiterung und Elastizität. Dennoch steigt das Risiko für eine vernöse Thrombose auf etwa das Dreifache an.

Ein hoher Blutdruck muss unter einer Hormontherapie sehr gut überwacht werden. Im Allgemeinen kommt es sogar zu einer Verbesserung der Blutdruckwerte, jedoch müssen hier auch die Blutfettwerte mit beobachtet werden, da das Schlaganfallrisiko gerade zu Beginn einer Therapie ebenfalls gering erhöht scheint.

Hormontherapie   **141**

■ **Erhöht die Hormoneinnahme das Risiko
von Krebserkrankungen, insbesonders von Brustkrebs?**

Bei korrekter Einnahme der Hormonersatztherapie scheint ein eher
schützender Effekt auf Gebärmutterkörperkrebs, Eierstockkrebs sowie Dickdarmkrebs zu bestehen.

Die Auswertung der neueren Studien zeigt bei Brustkrebs eine
1,35 fache Steigerung der Krebsrate nach 5-jähriger Einnahme. Vorher ist dieser Effekt nicht zu beobachten und nach Beendigung einer
Hormontherapie sinkt das Risiko nach etwa 5 Jahren wieder auf ein
durchschnittliches ab. Auch diese Ergebnisse werden interessanter-
weise unterschiedlich interpretiert- auch aus der gleichen Literatur.
Hier zeigt sich, dass wesentliche Teile der Schulmedizin gerade auch
durch Studien gar nicht einheitlich beurteilt werden, sondern durch
Deutung und Umdeutung von Untergruppen zu gewollten Ergebnissen fast gezwungen werden.

*Brustkrebsrisiko
durch Hormone
– ein umstrittenes
Thema*

Da die köpereigenen Hormone bei der Brustkrebsentstehung eine
Rolle spielen, kann man einen Effekt von künstlich zugeführten Hormonen sicher erwarten.

Es scheint die Einnahme von einem reinen Östrogenpräparat unge-
fährlicher zu sein, als ein kombiniertes Präparat, allerdings kann das
nur bei Frauen, bei denen eine Gebärmutterentfernung durchgeführt
wurde, eingesetzt werden. Ebenfalls ist zu berücksichtigen, dass das
Brustgewebe durch die Einnahme von Hormonen dichter wird und
damit eine Mammographie im Rahmen der Früherkennung an Aussagekraft verliert.

Nach dem heutigen Stand der Forschung ist zu erwarten, dass durch
die langjährige (mehr als fünfjährige) Einnahme von Hormonen die
Wahrscheinlichkeit, an Brustkrebs zu erkranken, leicht ansteigt. Wie
hoch dieses Risiko zu veranschlagen ist, lässt sich auch dehalb nur
schwer beantworten, weil Hormone nur in den seltensten Fällen den
einzigen Risikofaktor darstellen. Man sollte jedoch von einem Min-
destanstieg des Risikos von etwa 2 bis 5 Prozent ausgehen.

*Hormone sind nur
ein Risikofaktor
unter vielen*

Nackte, kämpfende Arme pflüg ich durch tiefe Seen,
In mein leuchtendes Auge zieh ich den Himmel ein.
Irgendwann wird es Zeit, still am Weiher zu stehen,
Schmalen Vorrat zu sichten, zögernd heimzugehen,
Nichts als Sand in den Schuhen Kommender zu sein.

Gertrud Kolmar

Wechseljahre als Aufbruch

Bisher haben wir uns vor allem mit der Situation des Abschieds beschäftigt – des Abschieds von der körperlichen Fruchtbarkeit, von dem rhythmischen Schwingen des Organismus in einem Monatszyklus, vom jugendlichen Aussehen.

Doch ist nicht die Trauer um das Vergangene, das Festhalten am Bestehenden eine Selbsttäuschung, die uns daran hindert, nach vorn zu schauen und uns immer weiter von uns selbst entfernt? Hindert es uns nicht an einer wirklichen Selbstbegegnung?

Vorbereitung

Trennung und Abschied

Die Trennung von einem Menschen durch Tod oder durch Scheidung, der Verlust von Besitz, von Geld oder dem Arbeitsplatz beschwört immer eine innere Krise herauf, ein Sich-selbst-in-Frage-Stellen. Insbesondere gilt dies, wenn es sich um Abschiede und Trennungen handelt, die wir nicht selbst herbeigeführt haben, sondern die uns schicksalsmäßig widerfahren sind. Ebenso ist es mit biologischen Veränderungen, von denen zwar jeder weiß, dass sie ständig stattfinden, die aber im spontanen Erleben nicht spürbar sind und nur über die Jahre hinweg eine sichtbare Veränderung zeigen.

Wie jede Trennung, jeder Abschied und jede Veränderung, löst auch das Herannahen der Wechseljahre als spürbare Wandlung, als Metamorphose, immer unangenehme Empfindungen, Sorgen und Ängste aus. Die Veränderungen und die damit verbundene Ungewissheit verunsichern uns in einer Situation, in der wir glauben, unseren Platz im Leben gefunden zu haben. Am besten, alles bliebe immer so, wie es ist – sowohl äußerlich als auch innerlich.

Verwandlung

Es fehlt eine Kultur des Älterwerdens

Die Wechseljahre konfrontieren die Frauen in einer deutlicheren Weise mit dem Alter, als dies bei Männern der Fall ist. In unserer Gesellschaft erfordert es viel Mut, sich dem Thema des Älterwerdens zu stellen. Mahnt es uns doch immer auch an Krankheit, Verfall, Pflegebedürftigkeit und Tod – keine beliebten Themen, obwohl oder gerade weil der Anteil älterer Menschen in unserer Gesellschaft ständig ansteigt. Erst ganz allmählich taucht die älter werdende Frau in der Werbung, im Fernsehen, in der Modeszene bildlich auf.

Aber wir sind von einer Kultur des Älterwerdens oder einer Ästhetik des alternden Körpers noch immer weit entfernt. Schließlich ist auch das heutige Therapieangebot an Frauen, mit einer jahrelangen Hormonsubstitution Beschwerden und Wirkungen der Wechseljahre zu mildern oder aufzuheben, nichts anderes als der Versuch, biologische Veränderungen künstlich zu verlangsamen bzw. zu verhindern.

Warum ist das Thema «Hormontherapie» so wichtig und warum wird es zugleich so kontrovers betrachtet? Während einer Diskussion mit einer Frauengruppe fragte mich einmal eine Teilnehmerin: «Wenn ich doch mit Hormonen besser aussehe und mich besser fühle und obendrein noch Alterskrankheiten vorbeuge, warum soll ich sie dann nicht nehmen?» Das ist eine berechtigte Frage, die zugleich aber nur die eine Seite des Älterwerdens anspricht.

Gibt es ein Leben ohne Medikamente?

Wir leben in einer Zeit, in der in menschliche und auch in andere Lebensvorgänge massiv eingegriffen wird. Gentechnologie und Fruchtbarkeitstechnologien sind nur ein Beispiel unter vielen. Die sogenannte «Medikalisierung» von ganzen Lebensabschnitten spielt dabei ebenfalls eine bedeutende Rolle und betrifft in erster Linie die Frauen. Gegenwärtig werden für die Zeit von der Pubertät bis zur Bahre Hormone empfohlen: angefangen mit der *Pille* als Empfängnisschutz, aber auch als Schutz vor später auftretenden Krebskrankheiten, als *Aknetherapie*, als *Schmerztherapie* bei schmerzhafter Periodenblutung bis hin zu den fast schon selbstverständlichen Präparaten für die Zeit der Prä- und Postmenopause. Damit lassen Frauen über Jahre und Jahrzehnte hinweg ihren Organismus manipulieren und durch künstliche Hormonzufuhr regulieren. Dabei sind sie immer sowohl vom Medikament als auch von ihrer Ärztin oder ihrem Arzt abhängig. Schon heute stellt die Hormonforschung und -produktion einen enormen wirtschaftlichen Faktor dar.

Neuland

Frauen müssen sich dieser Entwicklung, diesem Trend viel bewusster stellen. Sie müssen in der Lage sein, viel stärker mitzuentscheiden, was für sie das Richtige ist. Es geht nicht darum, Hormonsubstitution abzulehnen, sondern individuelle Entscheidungskriterien zu entwickeln und sich über äußere Zwänge hinwegzusetzen. Ein Medikament kann verordnet werden, eine Entscheidung nicht.

Freiheit erfordert Entscheidungen

Die Kontroverse um das Für und Wider von Hormonsubstitutionen ergibt sich auch aus einem weiteren, grundsätzlichen und schon angesprochenen Aspekt. Sollen biologisch-körperliche Veränderungen und Beschwerden grundsätzlich als Störungen aufgefasst und besei-

Streitpunkt «Hormontherapie»

tigt werden oder können sie auch als notwendige Wahrnehmung, als Hilfe zur Veränderung gesehen werden? Können körperliche Veränderungen notwendige Voraussetzungen für die seelische und geistige Entwicklung sein? Wann sind sie behandlungsbedürftig und wann ist es nötig, sie zu akzeptieren?

Diese grundsätzlichen Fragen beschäftigen die Medizin von altersher und stellen das Konfliktpotential der verschiedenen Richtungen und Denkansätze dar. Ich möchte jede Frau darin unterstützen, diese Fragen zu bewegen und zu individuellen Entscheidungen zu kommen. Dann können Wechseljahre ein Aufbruch sein. In diesem Sinne soll dieser Ratgeber keine Therapierichtung unabhängig von der persönlichen Situation einer Frau beurteilen oder sogar favorisieren. Er soll als Entscheidungshilfe und kritischer Wegbegleiter verstanden werden.

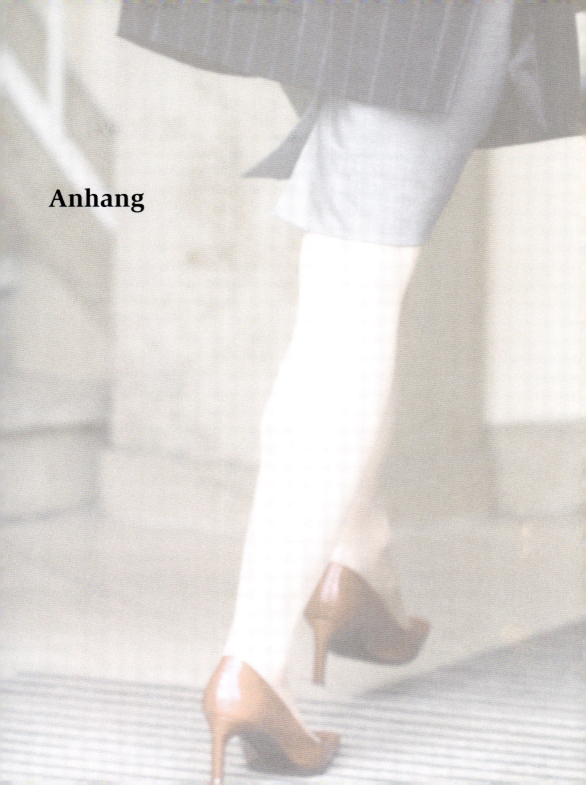

Anhang

Zubereitung von Tees und Pflanzenauszügen

Die Zubereitung von Tees und Kräuterextrakten ist so etwas wie die Herstellung pflanzlicher Heilmittel auf Wasserbasis. Die Verwendung fertiger Teebeutel ist nicht empfehlenswert. Beim Kauf von getrockneten Heilkräutern sollten Sie auf Qualität und möglichst unbehandelte, «frische» (obwohl getrocknete) Ware achten, die nicht grau ist und muffig riecht. Falls Sie Kräuter selbst sammeln und trocknen wollen, kann ich die Bücher von Dr. Susun Weed empfehlen.

Zubereitung von Tees

Einen gehäuften Teelöffel getrocknetes Heilkraut mit einer Tasse kochenden Wassers übergießen und 20 Minuten ziehen lassen. Bei Zubereitung einer größeren Menge gibt man einen Teelöffel Heilkraut «für die Kanne» zusätzlich hinzu. Der Tee kann mit wenig Zitrone, Milch oder Honig getrunken werden.

Herstellung von Kräuterauszügen (Konzentrat, Extrakt)

Kräuterauszüge können entweder unverdünnt getrunken werden oder als Zusatz für Bäder oder Umschläge verwendet werden.

Es werden ca. 30 g Pflanzenbestandteile (Blätter, Blüten, Samen bzw. Beeren, Wurzeln oder Rinde) mit kochendem Wasser übergossen und in einem Gefäß mit verschlossenem Deckel einige Stunden bei Zimmertemperatur stehen gelassen. So entstehen kräftige Konzentrate. Sie sind – auch im Kühlschrank – nur 1 bis 2 Tage haltbar. Man kann täglich zwei Tassen davon trinken. Für ein Teil- oder Vollbad wird der Auszug abgeseiht und es werden 1 bis 2 l pro Bad verwendet (frei nach Dr. Susun Weed).

Beispiele:

30 g getrocknete *Blätter* in 1 l Wasser mindestens 4 Stunden ziehen lassen.

30 g getrocknete *Blüten* in 1 l Wasser maximal 2 Stunden ziehen lassen.

30 g *Wurzeln/Rinde* in 1/2 l Wasser ca. 8 Stunden ziehen lassen.

30 g *Samen/Beeren* in 1/2 l Wasser maximal 30 Minuten ziehen lassen.

Anhang **149**

Verzeichnis der Heilmittel und ihrer Ausgangsstoffe

Name	Herkömmliche Bezeichnung	Präparate	Seite
Agaricus muscarius	Fliegenpilz	Agaricus muscarius D3/D4 Tr. Agaricus comp./Phosphorus Tr.	79
Agnus castus	Keuschlamm-strauch, Mönchspfeffer	Agnolyt, Agnucaston, Castufemin, Biofem (Auswahl), Agnus castus D2–D6 Tr.	55
Alchemilla arvense und vulgaris	Frauenmantel		55, 127
Allium sativum	Knoblauch		84
Arnica	Arnika	Arnica Planta tota D1–D6 Tr. Arnika Essenz	56
Apis regina	Bienenkönigin	Aurum/Apis regina comp. Glob.	106
Aurum	Gold	Aurum/Apis regina comp. Glob. Aurum metallicum praeparatum D6 Trit.	104
Avena sativa	grüner Hafer	Avena sativa comp. Glob.	48, 53, 54, 127, 130
Belladonna	Tollkirsche	Belladonna Planta tota D2–D6 Tr. Belladonna/Chamomilla Glob.	130
Berberis	Sauerdorn	Berberis Planta tota/Urtica urens Tabl. Berberis/Uterus comp. Glob.	99
Betula folium	Birkenblätter	Betula folium 20% Tinktur (äußerlich) Birkenelixier	56
Bryophyllum	Keimzumpe	Bryophyllum 50% Trit. Bryophyllum comp. Glob.	130

Name	Herkömmliche Bezeichnung	Präparate	Seite
Calcium carbonicum	Kalziumkarbonat	Calcium carbonicum/ Cortex Quercus Glob. Marmor/Stibium Trit. Aufbaukalk 1 (Calciumfluorphosphat) und 2 (Conchae; Calciumcarbonat der Auster)	79, 131
Calendula	Ringelblume		59
Cantharis	Spanische Fliege	Cantharis comp. Glob.	104
Capsella bursa-pastoris	Hirtentäschel-kraut	Capsella bursa-pastoris D1–D4 Tr.	55
Cimicifuga	Wanzenkraut, Traubensilberkerze	Cimicifuga comp. Tr. Cimicifuga e radice Glob. D2/D3	127
Cortex Quercus	Eichenrinde	Calcium carbonicum/Cortex Quercus Glob.	131
Crataegus	Weißdorn	Crataegus Tabl./Tr.	50, 84
Cuprum	Kupfer	Cuprum metallicum praeparatum D6 Trit. Cuprum metallicum praeparatum 0,4% Salbe	59, 130
Equisetum arvense	Ackerschachtel-halm, Zinnkraut	Equisetum arvense Essenz 10% (äußerlich) Equisetum arvense D2–D10 Tr. Equisetum arvense Silicea cultum Rh D3 Tr.	78, 127
Ferrum	Eisen	Ferrum metallicum praep. D6 Trit.	130
Fragaria vesca	Walderdbeere		47, 54, 75
Ginseng	Ginseng		49, 50, 127

Anhang **151**

Name	Herkömmliche Bezeichnung	Präparate	Seite
Hamamelis	Virginischer Zauberstrauch	Hamamelis comp. Salbe/Zäpfchen Hamamelis e foliis Glob. Hamamelis Essenz	55
Humulus lupulus	Hopfen		53
Hypericum	Johanniskraut	Hypericum 5% Öl	56, 104, 110, 127
Ignatia (Strychnos ignatii)	Ignatiusbohne	Ignatia comp. Glob.	127
Lavandula officinalis	Lavendel	Lavendel Bademilch Lavendula Öl 10%	53
Leonurus cardiaca	Herzgespann	Leonurus cardiaca D4 Tr.	50
Magnesium carbonicum	Magnesium-karbonat	Magnesit D6 Trit.	54
Melissa	Melisse	Melissa Cupro culta D2 Tr. Melissa/Sepia comp. Glob.	53, 84, 129
Oenothera	Nachtkerze	Nachtkerzenöl-Kapseln	40, 127
Origanum majorana	Majoran	Majorana comp. gelatum	40, 59, 98
Ovaria	Potenziertes tierisches Organpräparat des Eierstocks	Ovaria comp. Glob. Ovarium comp. Trit.	130
Passiflora	Passionsblume	Passiflora comp. Glob. Passiflora Nerventonikum	127, 130
Prunus spinosa	Schlehdorn	Prunus spinosa e floribus 5% Öl	106
Quarz	Bergkristall	Quarz D15–D30 Trit.	99
Ribes folium	Johannesbeerblätter		48, 49

152 Anhang

Name	Herkömmliche Bezeichnung	Präparate	Seite
Rubus idaeus	Himbeerblätter		127
Salvia officinalis	Salbei	Salvia Essenz (äußerlich)	48, 75, 110
Sambucus nigra	Holunder	Sambucus comp. Glob.	48, 129
Sanguinaria canadiensis	Kanadische Blutwurz	Sanguinaria comp. Glob.	129, 130
Senecio jacobaea	Jakobs-Kreuzkraut	Senecio comp. Glob.	104
Sepia	Sekret des Tintenfischs	Sepia comp. Glob. Melissa/Sepia comp. Glob.	129
Silicea	Kieselsäure	Silicea comp. Trit. D4–D6	78
Stannum	Zinn	Stannum met. praep. Trit.	104
Staphisagria	Stephanskörner	Staphisagria semine D3 Glob. Staphisagria D2–D4 Tr.	104
Symphytum	Beinwell	Symphytum 10% Salbe Symphytum 20% Tinktur (äußerlich)	59
Taraxacum officinale	Löwenzahn	Taraxacum D1–D6 Tr.	55, 84
Tormentilla	Blutwurz	Tormentilla D1 Tr.	131
Urtica urens Urtica dioica	Kleine Brennnessel Große Brennnessel	Urtica Essenz Urtica dioica ex herba W 5% Öl	55, 59, 75, 127
Valeriana	Baldrian	Valeriana comp. Glob.	50, 53, 75, 127
Veronica officinalis	Ehrenpreis	Veronica officinalis D1 Tr.	54
Zingiber officinalis	Ingwer		56

Adressen

anthrosana
Verein für anthroposophisch
erweitertes Heilwesen
Postplatz 5
CH-4144 Arlesheim
Tel. +41 (061) 701 15 14
Fax +41 (061) 701 15 03
www.anthrosana.ch

Arbeitskreis
für Ernährungsforschung e.V.
Niddasstraße 14
D-61118 Bad Vilbel
Tel. (06101) 52 18 75
Fax (06101) 52 18 86
www.ak-ernaehrung.de

Berufsverband für anthropo-
sophische Kunsttherapie e.V.
Am Hasenberg 34
D-58313 Herdecke
Tel. (02330) 60 66 73
Fax (02330) 60 66 64
www.anthroposopische-
kunsttherapie.de

Berufsverband Heileurythmie e.V.
Roggenstraße 82
D-70794 Filderstadt
Tel. (0711) 779 97 23
Fax (0711) 779 97 12
www.berufsverband-
heileurythmie.de

Berufsverband
Rhythmische Massage
nach Dr. Ita Wegman e.V.
Gruibinger Straße 29
D-73087 Bad Boll
Tel. (07164) 45 64
Fax (07164) 40 34

Roggenstraße 82
D-70794 Filderstadt
Tel. (0711) 779 97 21
Fax (0711) 779 97 12
www.rhythmischemassage.com

Bundesselbsthilfeverband
für Osteoporose e.V.
Kirchfeldstraße 149
D-40215 Düsseldorf
Tel. (0211) 30 13 14-0
Fax (0211) 30 13 14-10
www.bfo-aktuell.de

Bundeszentrale für
gesundheitliche Aufklärung
Ostmerheimer Str. 200
D-51109 Köln
Tel. (0221) 89 92-0
Fax (0221) 89 92-300
www.bzga.de

Deutsche Krebshilfe e.V.
Buschstr. 32
D-53113 Bonn
Tel. (0228) 72 99 0-0
Fax (0228) 72 99 0-11
www.krebshilfe.de

**European Federation of
Natural Medicine Users
Europäischer Verbraucherverband
für Naturmedizin**
Gerhard-Kienle-Weg 18
D-58313 Herdecke
Tel. (02330) 62 33 28
Fax (02330) 62 33 30
www.efnmu.de

**Feministisches Frauen
Gesundheits Zentrum e.V.**
Bamberger Str. 51
D-10777 Berlin
Tel. (030) 213 95 97
Fax (030) 214 19 27
www.ffgz.de

**Gesellschaft anthroposophischer
Ärzte in Deutschland e.V.**
Roggenstraße 82
D-70794 Filderstadt
Tel. (0711) 779 97 11
Fax (0711) 779 97 12
www.anthroposophischeaerzte.de

**gesundheit aktiv
anthroposophische heilkunst e.V.**
Johannes-Kepler-Straße 56
D-75378 Bad Liebenzell
Tel. (07052) 93 01-0
Fax (07052) 93 01-10
www.gesundheitaktiv-
heilkunst.de

**Gesellschaft für Tiefen-
psychologische Körpertherapie e.V.**
Guldenbachstr. 19
D-55450 Langenlonsheim
Tel. (06704) 22 33
Tel. (06704) 96 11 82
www.gtk-online.de

Institut für Musiktherapie
Universität Witten/Herdecke GmbH
Alfred Herrhausen-Straße 50
D-58455 Witten
Tel. (02302) 92 67 82
Fax (02302) 92 67 01
www.uni-wh.de

Informationen über regionale
Selbsthilfegruppen zu den Themen
Wechseljahre, Depressionen,
Osteoporose etc. erhalten Sie bei:

**KBV-Kooperationsstelle für
Selbsthilfeorganisationen**
Adela Litschel
Herbert-Lewin-Platz 2
D-10623 Berlin
Tel. (030) 40 05 14 54
Fax (030) 40 05 27 14 54
www.kbv.de

**Kuratorium
Knochengesundheit e.V.**
Leipziger Straße 6
D-74889 Sinsheim
Tel. (07261) 921 70
Fax (07261) 646 59
www.osteoporose.org

Weiterführende Literatur

■ **Biographiearbeit und Persönlichkeitsentwicklung**

Biographiearbeit, Flensburger Hefte 31. (www.flensburgerhefte.de)

Jean Shimoda Bolen: Göttinnen in jeder Frau. Psychologie einer neuen Weiblichkeit, München 2004.

Bernard Lievegoed: Lebenskrisen – Lebenschancen. Die Entwicklung des Menschen zwischen Kindheit und Alter, München [12]2001.

Bernard Lievegoed: Der Mensch an der Schwelle. Biographische Krisen und Entwicklungsmöglichkeiten, Stuttgart 2002.

Rudolf Treichler: Die Entwicklung der Seele im Lebenslauf. Stufen, Störungen und Erkrankungen des Seelenlebens, Stuttgart 2004.

Mathias Wais: Biographiearbeit, Lebensberatung. Krisen und Entwicklungschancen des Erwachsenen, Stuttgart [5]2002.

Mathias Wais: Ich bin, was ich werden könnte. Entwicklungschancen des Lebenslaufs, Stuttgart 2001.

Mathias Wais: Trennung und Abschied. Der Mensch auf dem Wege, mit einem Beitrag von Ulrike und Hans Joachim Schellenberg, Stuttgart [2]2002.

■ **Sexualität und Verhütung**

Manfred van Doorn: Sexualität. Zwischen Geist und Sinnlichkeit, Stuttgart [2]2002.

Bartholomeus Maris: Sexualität, Verhütung, Familienplanung (aethera), Stuttgart 1999.

■ **Hautpflege**

Lüder Jachens: Hautkrankheiten ganzheitlich heilen. Der Ratgeber aus anthroposophischer Sicht (aethera), Stuttgart [3]2006.

■ **Ernährung**

Petra Kühne: Zeitgemäße Ernährungskultur zwischen Natur und Labor, Heidelberg 2000.

■ **Gesundheit/Vorsorge**

Benita Cantieni: Tiger Feeling. Das sinnliche Beckenbodentraining, Berlin [2]2003.

Volker Fintelmann: Krebssprechstunde. Ratgeber zum Umgang mit einer Zeitkrankheit, Stuttgart 1994.

Christiane Northrup: Frauenkörper, Frauenweisheit. Wie Frauen ihre ursprüng-
liche Fähigkeit zur Selbstheilung wiederfinden können, München [8]2003.

Christiane Northrup: Wechseljahre, München [2]2003.

Susun S. Weed: Brust-Gesundheit. Naturheilkundliche Prävention und Be-
gleittherapien bei Brustkrebs, Berlin [2]2005.

Susun S. Weed: Naturheilkunde für schwangere Frauen und Säuglinge. Ein
Handbuch. Berlin [5]2000.

■ Hormone

Bernd Kleine-Gunk: Phytoöstrogene: Die sanfte Alternative während der Wechseljahre, Stuttgart 2003.

Susan Love: Das Hormonbuch. Was Frauen in den Wechseljahren wissen sollten, Frankfurt/M. [2]1999.

Margaret Minker: Hormone und Psyche. Frauen im Wechselbad der Gefühle,
München 1996.

■ Naturheilverfahren

Fritz H. Hemmerich: Kompendium für die frauenheilkundliche Praxis, hrsg.
von der Gesellschaft anthroposophischer Ärzte in Deutschland.

Naturheilverfahren in der Frauenheilkunde und Geburtshilfe. Grenzen und
Möglichkeiten, mit CD-Rom, hrsg. von Friedrich W. Dittmar, Ernst-Gerhard
Loch und Markus Wiesenauer, Stuttgart [3]2002.

Inga-Maria Richberg: Homöopathie für Frauen. Sanfte Selbstbehandlung bei
alltäglichen Beschwerden und Erkrankungen, München 2006.

Otto Wolff: Die naturgemäße Hausapotheke. Praktischer Ratgeber für Gesundheit und Krankheit, Stuttgart [6]2006.

■ Sonstiges

Angelika Aliti: Der weise Leichtsinn. Frauen auf der Höhe ihres Lebens, München 1998.

Betty Friedan: Mythos Alter, Reinbek 1995.

Julia Onken: Feuerzeichenfrau. Ein Bericht über die Wechseljahre, München
[2]2001.

Unser Körper, unser Leben. Ein Handbuch von Frauen für Frauen, Reinbek
1980.

Register

Alkohol 48, 56, 70, 75, 83, 89
Älterwerden 29, 31, 33, 51, 57, 59,
    97, 108, 123, 132 f., 144
Alzheimer-Erkrankung 31
Angst 39, 49, 52, 94, 130
Anspannung 27, 48
Anti-Baby-Pille 36, 117, 134, 140
Antriebsarmut 55
Arterienverkalkung 79
Augenbrennen 58
Ausschabung 95, 100

Barriere-Methoden 34
Bauchschmerzen 51
Beckenbodensenkung 101
Beckenbodentraining 107, 122
Beinschmerzen 136
Beschwerden, vaginale 40
Bewegung 49, 56, 59, 61, 65, 67, 75,
    81, 84, 91, 122 f.
Bewegungsmangel 78, 83, 122
Bewegungstherapie 56, 123, 129
Biofeedback 106, 108
Biographie 16 f., 86
Biographiearbeit 17, 110, 124
Biographieberatung 41
Blasenblutungen 55
Blasenschwäche 100
Blutfette 79 ff., 122
Bluthochdruck 51, 60 f., 79, 81,
    83, 129, 140
Blutkreislauf 24, 50, 118
Blutungsstörungen 37, 54 f., 99 f.,
    130 f., 136, 138
Brust 24, 51, 86 f., 90 ff., 127, 138
Brustkrebs 32, 35, 88 ff., 93 ff., 97 f.,
    127, 133, 141

Cholesterin 31, 80, 86, 122, 127

Darmblutungen 55
Darmkrebs 88, 98
Depression 55, 108 ff., 127
Diabetes mellitus 35, 60, 70, 81, 83
Diaphragma 34, 36
Dickdarmkrebs 141
Dranginkontinenz 102, 107
Durchfall 30

Eierstöcke 24, 26, 28 f., 38, 54, 58,
    60, 66, 70, 97 f.
Eierstockkrebs 88, 97 f., 141
Eisenmangel 54
Eisprung / Eizelle 24, 26 ff., 30 f.,
    34 ff., 54, 98
Ernährung 32, 48, 55 f., 60 f., 65, 67,
    73 ff., 78, 80 ff., 89, 91, 98,
    115, 117 f., 122, 128 f., 140
Erschöpfung 39, 48 f., 51, 54 f.,
    74, 127, 129
Essstörungen 70
Eurythmie / Heileurythmie 56, 102,
    110, 123, 129

Feldenkrais-Methode 56
Fettsäuren, gesättigte / ungesättigte
    80, 85, 121
Fieber 50
Fremdkörpergefühl 101, 107
Fruchtbarkeit 19, 24, 31, 33 ff., 38 f.,
    143, 145

Gebärmutter 24, 28, 30, 34, 38, 54,
    59, 88, 95 f., 98 ff., 107, 133 f.
Gebärmutterhalskrebs 88, 95 f.
Gebärmutterkörperkrebs 87 f., 95,
    133, 141
Gelenkschmerzen 55 f., 137 f.
Gereiztheit 41
Geschlechtsverkehr 31, 34, 40, 58
Gewicht 49, 56, 60 f., 81, 84, 86, 139 f.

Anhang

Haare / Haarausfall 57 ff., 59, 132, 138
Harndrang 58, 60, 101 f.
Harninkontinenz 101, 108
Harnröhrenreizung 106, 135
Haut / Hautveränderungen 36 f., 48,
    57 ff., 75, 87, 98, 132, 134 f., 138 f.
Herz-Kreislauf-Erkrankungen 30, 79,
    83, 85 f., 91, 122, 135
Herzfrequenz 47, 50
Herzinfarkt 30 ff., 61, 79, 83, 86
Herzklopfen / -rasen 49 f., 129, 136
Herzrhythmusstörungen 49, 129 f.
Hitzewallungen 47 ff., 51, 84, 127,
    129 f., 132, 136
Homöopathie 125 f., 128 ff.
Hormone 11, 24, 26, 29 ff., 35 f., 47,
    57 f., 66, 75, 81 f., 117, 132, 136,
    140 f., 145
hormonelles Gleichgewicht 29, 49
hormonelles Ungleichgewicht 140
hormonelle Veränderungen 37, 67,
    109, 132
Hormonersatztherapie 114, 131 f.,
    139, 141
Hormonpräparate 32, 64, 96, 133, 135
Hormonschwankungen 27, 35,
    47 f., 51, 55
Hormontherapie 31, 32, 77, 125,
    127, 131 f., 136 f., 139 ff., 145

Juckreiz 41, 59

Kaffee 48, 50, 53, 59, 70, 74 f.
Kinderwunsch, unerfüllter 33
Kleidung 48
Knochenbruch 74 f., 77
Knochendichte 69, 71 f., 75, 86
Knochenhautreizung 68
Knochenschwund 30, 56, 64, 73, 78
Knochenstoffwechsel 66 f., 77, 116
Kondom 34
Kopfschmerzen 26, 30, 50, 136
Körpertemperatur 26, 47
Körpertherapien 123

Krankengymnastik 123
Krebs 32, 35, 86 ff., 91 ff., 97 f., 100,
    117, 122, 127, 133, 141, 145
Krise 16 f., 33, 39, 41, 108 f., 124, 144

Lea-Kontrazeptivum 34
Leberererkrankung 35, 133
Leistungsfähigkeit 26, 123

Mal- und Musiktherapie 124
Mammographie 91 ff., 141
Massage 110
Meditation 49, 52 f.
Menopause 29 f., 34, 37, 47, 64, 67,
    70, 88, 95, 114, 145
Menstruation 24, 26 ff., 38, 54
Migräne 26, 35, 37, 129, 136
Miktionstraining 102
Mineralstoffe 67, 77, 117, 122
Müdigkeit 116, 120, 127
Myome 98 ff.

Nervosität 116
Niedergeschlagenheit 30
Nikotin 50, 72

Oberschenkelhalsbruch 68 f.
Osteoporose 30 f., 56, 64, 67 ff., 82,
    85 f., 91, 120, 122, 132, 135
Osteoporosevorbeugung 72

Partnerschaft 31, 39, 41, 138
Periode 34, 36 f., 54 f., 70, 88, 95,
    100, 130
Periodenblutung 24, 34, 37, 55,
    99, 145
Periodenzyklus 24, 29
Persönlichkeitsentwicklung 16, 19,
    42, 58, 97
Phytotherapie 126, 128
Polypen 98, 100
Psychotherapie 124, 129

Register   159

Rauchen 32, 75, 78, 81 f., 84, 87 f.,
    96, 101
Reizstrombehandlung 106, 108
Rheuma 55, 70, 79
Rhythmus, biologischer 18, 24, 27, 39,
    46, 51 f., 108, 129 f.
Rhythmusstörungen 47, 49, 130
Rohkost 53, 118
Rundrücken 68

Scheidenreizung 132, 135
Scheidentrockenheit 59, 106, 127
Schlafrhythmus 47, 51, 53
Schlafstörungen 51, 53 f., 84, 130, 132
Schlaganfall 30, 79, 83
Schleimhäute 58, 132, 139
Schwangerschaft 31, 34 f., 38, 66,
    88, 117
Schweißausbruch 48, 50, 127,
    132, 136
Schwindelgefühl 49
Selbstuntersuchung 90, 92
Sexualität 33, 39 f., 138
Solebäder 56
Spirale 36 ff.
Sterilisation 38
Stimmung, seelische 26, 33, 41, 108 ff.
Stoffwechsel 24, 26, 65 f., 80, 82,
    116, 118, 122
Strahlenbelastung 72, 89, 91 f.
Stress 24, 50, 80, 83 f., 106
Stressinkontinenz 101 f., 106 f.
Stuhlentleerungsstörungen 101

Stürzen, ungeschütztes 68
Syndrom, prämenstruelles 26, 30

Tanztherapie 56, 110
Tee, schwarzer 48, 53, 59, 120
Therapie, anthroposophische 128 ff.
Thrombose 35, 133, 140
Training, körperliches 32, 49, 61,
    75, 81, 86, 122 f.

Übelkeit / Unwohlsein 39, 51, 136
Übergewicht 60 f., 81 f., 89, 95 f.,
    122, 140
Überlastung 84, 108
Ultraschall 71, 90, 93
UV-Licht 87

Vaginalkonen 106, 108
Verhütung 34 ff.
Verspannungen 51
Vitamine 48 ff., 59, 66, 75, 77, 84,
    91, 106, 108, 110, 116 ff.

Wassereinlagerungen 26, 30, 61, 140
Wechselduschen 49
Wirbelsäule 56, 64 f., 68 f.
Wucherungen 98 ff.

Zwischenblutungen 37, 54, 99
Zyklus 10, 24, 26 f., 29, 31, 34, 37 f.,
    47, 54 f., 90, 132 ff.
Zyklusmessung 34
Zysten 90

160 *Anhang*

Quellen- und Bildnachweis

■ **Zitatnachweis**

Die Wiedergabe der Strophe aus dem Gedicht «Herbstzeitlosen» von Hilde Domin erfolgt mit freundlicher Genehmigung der Autorin und des S. Fischer Verlags.
In: Hilde Domin, *Gesammelte Gedichte*, S. 17. S. Fischer Verlag, Frankfurt am Main 1987

■ **Bildnachweis**

Edgar Bayer, Stuttgart (S. 38, 76, 103–105);
Bildarchiv Okapia (S. 66 links);
Manfred Christ, Kornwestheim (S. 66 rechts);
Corbis (S. 51);
images.de/Schulten (S. 36 rechts);
medicalpicture/Friedrich – www.medicalpicture.de (S. 36);
picture-alliance/dpa (S. 133);
plainpicture/Johner (S. 13, 81);
plainpicture/Krebs, K. (S. 109);
Wolfgang Schmidt, Ammerbuch (S. 14/15, 19, 22, 43, 44/45, 62/63,
      111, 112/113, 142 und 147);
Verlag Medical Tribune GmbH, Wiesbaden (S. 25);
Die Zeichnung auf S. 69 und 99 stammen aus: Susan M. Love und Karen Lind-
      sey: *Das Hormonbuch. Was Frauen wissen sollten,* Frankfurt am Main 1977,
      © Wolfgang Krüger Verlag, S. 89 und 132.